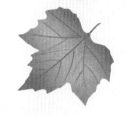

夏花秋叶

我的急诊故事

刘丽丽　著

朱炳睿
王　璐　图

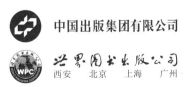

中国出版集团有限公司

世界图书出版公司

西安　北京　上海　广州

图书在版编目（CIP）数据

夏花，秋叶：我的急诊故事 / 刘丽丽著；朱炳睿，
王璐图 . —西安：世界图书出版西安有限公司，2023.7
ISBN 978-7-5192-8063-5

Ⅰ . ①夏… Ⅱ . ①刘… ②朱… ③王… Ⅲ . ①急诊—
文集 Ⅳ . ① R459.7-53

中国国家版本馆 CIP 数据核字（2023）第 115346 号

书　　　名	**夏花，秋叶：我的急诊故事**
	XIAHUA QIUYE: WODE JIZHEN GUSHI
著　　　者	刘丽丽
插　　　图	朱炳睿　王　璐
责任编辑	张　丹
装帧设计	新纪元文化传播
出版发行	**世界图书出版西安有限公司**
地　　　址	西安市雁塔区曲江新区汇新路 355 号
邮　　　编	710061
电　　　话	029-87214941　029-87233647（市场营销部）
	029-87234767（总编室）
网　　　址	http://www.wpcxa.com
邮　　　箱	xast@wpcxa.com
经　　　销	新华书店
印　　　刷	西安雁展印务有限公司
开　　　本	787mm×1092mm　　1/16
印　　　张	9.5
字　　　数	100 千字
版　　　次	2023 年 7 月第 1 版
印　　　次	2023 年 7 月第 1 次印刷
国际书号	ISBN 978-7-5192-8063-5
定　　　价	68.00 元

医学投稿　xastyx@163.com　‖　029-87279745　029-87279675
☆如有印装错误，请寄回本公司更换☆

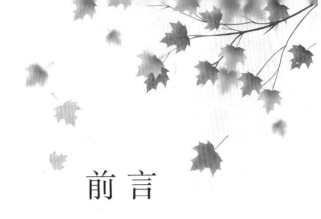

前　言

　　作为一名急诊科医生，几十年的风雨，看透了人间的冷暖，尝遍了人世间的酸甜苦辣，也获得了常人无法理解的幸福与满足。

　　在急诊，接触越来越多的生离死别，看到越多的人性本真，越懂得人间的冷暖与无奈。

　　其实，当初学医，是因为外公的突然离世，希望将来能救死扶伤。现在才明白，不忘初心，方得始终。

　　我把自己在急诊所遇到的故事呈现给大家，这是一个个自己亲手触摸过的生命的故事。一方面，背后有无奈、有惊喜、有温暖的一幕；另一方面，换一点将心比心，希望大家都各自安好、幸福！珍惜生命！珍惜当下！

　　此书与大家共勉！

刘丽丽

2023 年 3 月 4 日

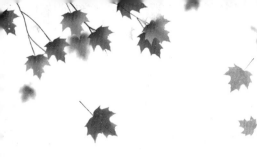

目 录

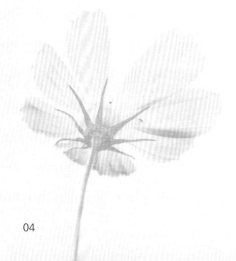

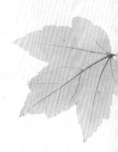

从你的全世界路过

此文献给浙二急诊医学科的全体老师！
谢谢你们辛苦的付出与教导！

静静地看着窗外

熟悉的解放路口

喧闹的人群

熙熙攘攘地在天桥上走过

就像我从你的全世界路过

投影在急诊医学中心只带走一些回忆

我们看遍急诊室的春花秋月

把最好的时光匆匆在急诊遗忘

第一次遇见了空中急救

我们都天真地以为

这是天空不羁的言语

急诊——你为我，唱过最骄傲的歌

我也为你——急诊，唱过最忧伤的歌

急诊里有多少阴差阳错

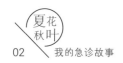

如同玩笑捉弄着生命

视线模糊了如今已经难寻影踪

我已经从浙二全世界路过

像一颗流星划过命运的天空

很多话忍住了不能说出口

珍藏在我的心中

只留下一些回忆

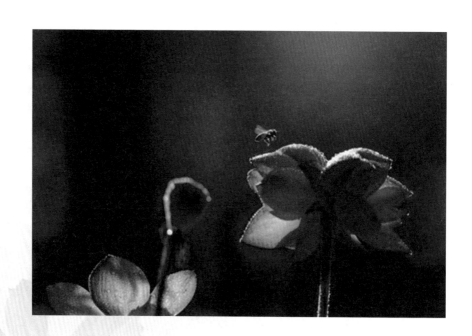

可怜的人

　　上周的一个白班，来了一个病人。女子眼神迷离，头发凌乱，年纪轻轻且神志淡漠，在颈部正中割了一刀，看上去入口不深，只是表面皮肤划破了一点，而且血也已经止住。由于时间比较长，伤口已经结血痂了。

　　女子旁边站着两个男的和一个女的，听说是叔叔与表叔，还有一个姨妈。三个人之中，旁边一个最年长的男人首先轻轻地跟我讲，说她患有抑郁症，是一个大三学生，不过已经办理退学手续了，目前在精神病院治疗。昨天是她自己把玻璃杯打碎，在颈部横向割了一刀。那个男的说了一半也哽咽了，觉得小女孩太可惜了。只见旁边的女孩呆呆地望着天花板，若无其事，然后淡淡地问了我一句："医生你这电脑可以上网吗？"我一脸的惊讶，思索了一下，回了她一句："不可以。"我想我不回她，会显示出我的不礼貌。

　　然后我翻了一下病历本，病历本上她才 24 岁，看着得抑郁症真觉得有点可惜。具体怎么回事，我也没问——我不想打听别人的隐私，毕竟这是别人的痛处。

　　最后我给她做了一个简单的清创缝合，她倒是听话，不吵也没闹，只是呆呆地躺在床上，看着天花板。清创完，她呆呆地站起来，呆呆地笔直站着，然后呆呆地走着去做破伤风皮试。

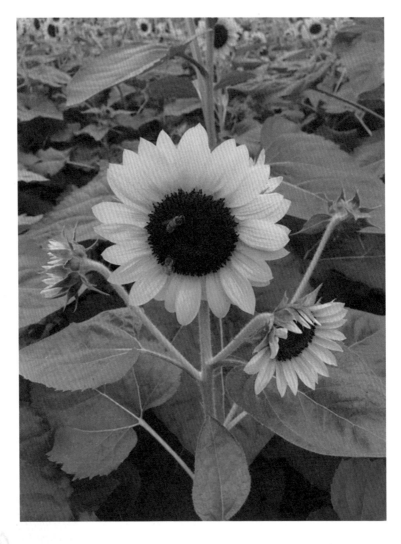

看着她远去的背影，我一脸惆怅，一脸无奈……

人生在世，我们每个人都要面对很多挫折，希望我们都能经得起挫折，好好地活着。为自己，为我们的家人，让我们面对阳光。

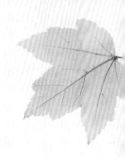

逝去的美丽的生命花

何为"命"？当生物叩启只能进出一次的大门后，即有了"命"。生命之可贵，如千年开放一次的铁树花。不，铁树花开千年一个轮回，生命没有轮回。上帝容纳万物，生命是他最吝啬的礼物。

今天救护车送来一个病人，家属焦急地从救护车上跳下来。只见一个披头散发的中年妇女抱着一个小孩，急匆匆地向抢救室跑来，发疯一样地喊着"医生！医生！"。我看不到小孩的脸，只见用厚厚的衣服全身裹住了，也听不到小孩哭泣的声音。

到抢救室后，我们打开包裹的衣服，把孩子放在推车上。原来是一个满头是血的小孩，大概四五岁的样子，已经不声不响了……

抢救室一下子忙了起来，我马上评估了患者的生命体征，颈动脉没有搏动，心跳无，血压无，瞳孔散大，对光反射无，而且头面部五官的血液像泉水一样涌出来……

三五个护士蜂拥而上，心电监护的，抽血的，气管插管，胸外按压等等。叫小儿外科、脑外科医生会诊，马上推稀释好的肾上腺素，每隔三分钟推一次，同时头部加压包扎止血，输液，输血等等。小儿科、脑外科医生急匆匆地赶下来协助治疗……

旁边的家属，孩子妈妈就跪在地上撕心裂肺地哭喊着，叫着孩子

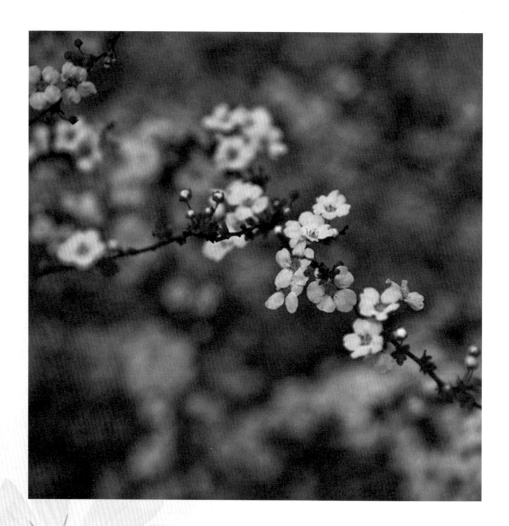

的名字，说着一万个对不起.甚至抓住我白大褂的衣角拼命地喊："救救孩子！"我都不敢直视她……

原来孩子是横穿马路时不小心被小汽车撞的，来的时候已经没有了心跳，考虑重型颅脑外伤、脑挫裂伤、颅底骨折、脑疝等，最后心肺复苏足足做了两个多小时，因为谁也不想放弃这小孩，可是最后还是因小孩伤得太重，宣告死亡……

等忙完，填写病例时，得知孩子才年仅4岁。看着这么年幼的生命在你眼前突然消失，心中百感交集……

每个人都有一不小心被汽车撞死的可能。在那失去生命的一刻前，你还能模模糊糊地感受到周围发生的一切。有的人在万分焦急地打着急救电话，有的人将自己的外衣轻轻披在你因失血过多而显得虚弱的身子上，有的人匆匆地跑向附近的警局呼救……更多的人围在你的身边，坚定地告诉你："不要怕，医生快到了，挺住！"

生命像坠落的繁花，瞬间绽放，瞬间枯萎，美丽得耀眼，坠落得凄美。生命竟是这么脆弱！逝去了，我们却无能为力。

逝去的生命，美丽的花！

你是我的眼

——将此文献给已逝的外婆

思念一个人，美好而酸涩；牵挂一个人，甜蜜而孤单。有些情，放置心中一隅，永不褪色；有些爱，在岁月中沉睡，一直鲜艳。每个人心里都藏着一片空间，存着一些回忆；每个人都有一份甜蜜，属于自己的私藏品。

——张爱玲

"你是我的眼，带我领略四季的变换。你是我的眼，带我穿越拥挤的人潮。你是我的眼，带我阅读浩瀚的书海。因为你是我的眼，让我看见这世界就在我眼前。"

——《你是我的眼》

天堂里没有哭泣！

急诊室的推车上躺着一个人，一个让我望而却步的人，一个让我想伸手触摸，又不敢的人，一个让我歇斯底里发疯的人……

医生同事整整抢救了两个小时，病人身上插满了管子……明明心里明白，不可能，不可能，可是我脑子里却念叨着一万个可能；明明

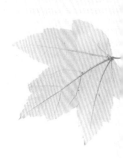

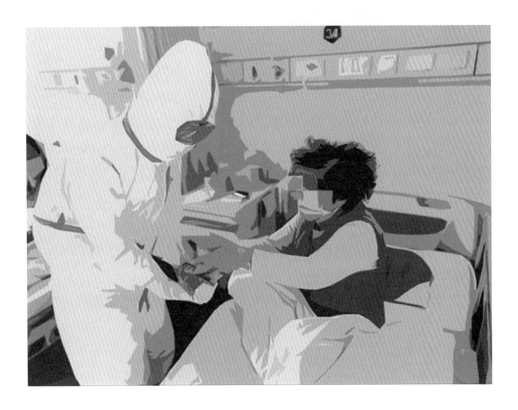

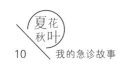

平常对患者说，让老人安静地去，无痛地去，可是事情落在自己身上却要拼命地救；明明平常很理智，可是面对至亲的人却失控。明明有那么多的明明，又能怎样？死了！死了！这便是事实……

默默地来，默默地去，她的一生是那么平凡，没有大富大贵，没有雍容华贵。但是，一直以来，她都是我小小心灵中最爱，最伟大的人！

外婆是我健康快乐的源泉，她教我善恶是非，人生真谛。我长大了，当医生了，外婆却病了。我以为我可以救她，可是最后我什么都做不了……

外婆是勤劳的，每天洗衣、做饭，养花、种草，针织毛线……为了这个家，她不停地忙碌。也许，孩子们的笑声就是她最美的梦。

我觉得年糕是世上最好吃的美食了。对我来说，吃外婆做的年糕一直都是一种享受。每次去外婆家，外婆就会给我做一大碗让我尽情地吃，而她就坐在一旁笑眯眯地看着我狼吞虎咽的样子。外婆每星期都要到我家里来，外婆是来瞧自己的女儿——我的妈妈。每次来的时候她都要提着自己省下来的各种食品，馋得我直流口水，因为对于我——一个出生在农村的孩子，这些东西很奢侈，这也是我每星期都盼着外婆来我家的原因。

长大了，在急诊工作，确实很累，而外婆却是我温暖的港湾。每当下夜班，很累，外婆早就在家烧好一桌菜，等着我去吃，在吃饭同时还不忘告诉我，怎样做一个好医生，做一个有责任的医生……

她慈祥且富有同情心，关爱所到之处，感动着许许多多的人；待人真诚，不说谎话；没有半点欺人之心，没有一丝一毫的虚伪；思维精确缜密，处理事情合情合理；清洁干净的风尚，是外表与内心的始终如一。

而今当看到您的尸体被推出急诊室时，我的眼泪决堤了……我是一个坚强的人！我不喜欢在别人面前流眼泪，但在今天，我一直哭到再也没有力气为止……

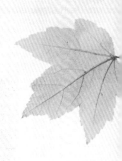

疯狂的赛车

　　大家也许看过一部电影，它就是《疯狂的赛车》。电影讲述了耿浩那风雨飘摇、无力掌控、碌碌无为的人生命运，这么多倒霉的事情都让他一个人赶上了。人生的梦想在阴差阳错地实现，却又好像南柯一梦。实在是不愿相信这就是现实中小人物生活的一个写照。

　　可今天我要讲的是发生在我们急诊科的疯狂的赛车。

　　那是一个晚上，救护车送来一个满头是血的病人，穿着警服，衣服袖子有点撕破，一动不动地躺在推车上。

　　旁边的协警焦急地述说着受伤当时的情景。

　　"我们在查酒后驾驶，有人冲卡，把我们同事撞飞了。请你们快看看，尽全力抢救啊！"

　　患者病情严重，我连忙呼唤患者，他用右手摆了一下示意，还好神志清楚。护士有条不紊地忙着心电监护、抽血、输液等。我用手电筒看了患者的瞳孔，对光反射存在，但双鼻孔出血，上唇裂开，口腔出血，不能言语，按压颈部，感颈部疼痛。立即上颈托，然后用手压住患者的胸部。

　　"这里疼吗？"我大声地问。

　　患者做了手势。

　　还好！

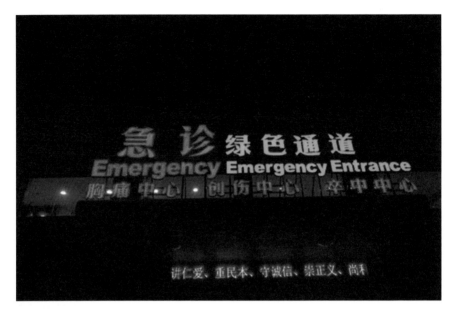

　　我迅速地检查了患者的腹部及四肢，并做了床边超声及床边 X
线，排除腹腔内出血、胸部情况及骨盆骨折等。然后我试着擦去病人
脸上的鲜血，并做了简单的包扎，并叮嘱护士马上去做头颅 CT 及颈
椎 CT 检查，联系脑外科、口腔科、五官科医生急会诊。

　　很快，警察把肇事者带来了，只见那人跌跌撞撞，满身酒气。看
上去像模像样一个人，怎么就干这种愚蠢的事！唉，是要坐牢的呀！
警察叮嘱护士抽血查酒精浓度，抽完后，直接把肇事者带回了警局……

　　"刘医生。CT 口头报告患者颅底骨折，鼻窦积血，左侧额部脑
挫裂伤，左侧硬脑膜外血肿。"护士焦急地跟我交代病情。

　　各科医生会诊后，根据患者的病情，一致建议直接送手术室进行
清创缝合，行脑室外引流术。

　　我们急诊医护人员以迅雷不及掩耳的速度，给患者盖好绿色通道
的章，办理好入院手续，住院治疗……

　　疯狂的赛车，请你以后别那么疯狂！

微微一笑很倾城

　　虽然他是农村的男孩，但是渴望着城市的爱情——浪漫，甜蜜，诗情画意；虽然她是城市的女孩，却期待着农村的爱情——坦诚，持久，彼此珍惜。

　　今天讲一件急诊科开心的事。A 姑娘曾在我们院进修急诊，长得很漂亮。一次偶然的机会，她不小心用刀片把自己的手指划伤了，急匆匆地来到了急诊外科。虽然是医生出身，但是她从小在城市里长大，有那么一点娇气。刚好碰见急诊外科新轮转的瘦小腼腆的男医生在门诊手术室，A 姑娘娇气地说："快给我包扎一下，血快流光了！"那男医生一见美女医生一时慌乱，不知怎么办，脸突然间红了起来，恰好旁边还有一个护士在，总算吞吞吐吐地说："怎么了？""手指割伤了！快给我包扎一下！"女医生焦急地说着。男医生笨拙地拿好弯盘，小心翼翼地对创口消毒。不知是由于太激动，还是看不得美女，不小心把弯盘打翻了，刚好弄翻在女医生的衣角处，白白的衣服被碘伏弄得黄黄的一片，男医生一个劲地说着对不起。女医生本来想发火，看见这个医生有点傻，而且傻得可爱，也没说什么。"没事，没事，你包扎吧！"然后转过头微微一笑。男医生看见她的笑容，总算如释重负，思绪回到正轨，一层一层给她包扎好。

夏花
秋叶

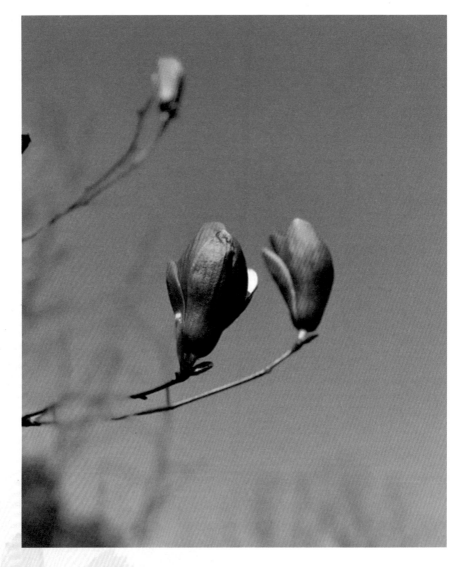

　　包扎完毕，她又看了他一眼，觉得好笑，实在控制不住，笑嘻嘻地跑着跟护士两个人去打破伤风了……

　　两个月后，医院团委举行联谊大会，刚好他们两个人都在，两人相视微微一笑，成就了一段美丽佳话……

　　微微一笑很倾城，愿有情人终成眷属……

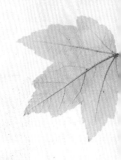

疯狂的爱

今天，急诊忙碌而快乐，平静中带有忧伤，忧伤中有淡淡的回味。

"医生！我老公手出血了，赶快来看一下吧。"一个女人焦急地喊着。只见一个男人手背鲜血直流，手背上裹着的毛巾已经被鲜血浸染。"我死了也没事！这下你可爽快了！"他依然漫不经心。"你不要说了。我错了，好吗？先把手看好再说。"她一脸无辜。我马上走过去看，戴好无菌手套，用手掀开裹在手背上的毛巾。只见病人手上两道口子，一根断了的肌腱露在外面，露出小小的头，随着右手中指动一下马上能钻进去一点，右手中指不能动弹，我马上拿纱布盖住手背，止血包扎，然后用绷带加压包扎一下，嘱病人去拍 X 片……

事后病人诉说受伤的原委。夫妻吵架，争吵得越发激烈，为了证明对老婆的爱，他一拳打在玻璃窗上了，玻璃的碎片划伤了他的手……

玻璃碎了，手伤了，爱得疯狂……

爱不应该是血的教训，不应该是自我残害。曾经有位诗人说过：上帝爱鱼，造了许多湖泊和小溪；人也爱鱼，造了许多网鱼的工具。上帝爱鱼，对鱼来说，是享受；人的爱，对鱼来说是灾难。人类爱鱼，但他们更爱自己，他们似乎从来都不懂放手是一种爱，也是对爱的最好的诠释。

愿天下所有爱你的人和被爱的人幸福、健康、祥和。

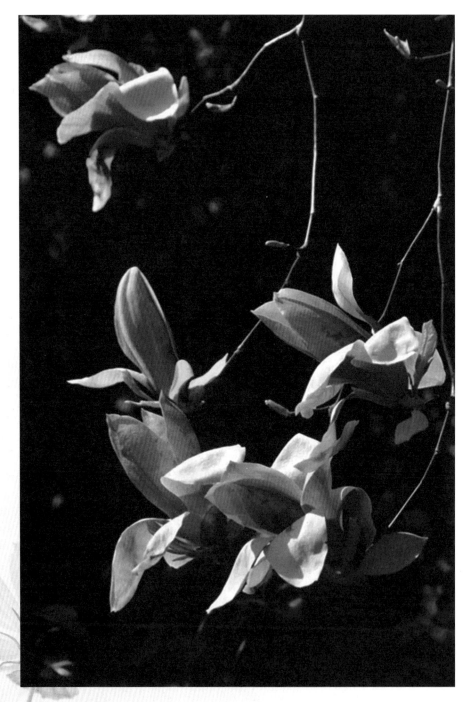

背对背地拥抱

翻开朴实无华的封面，安妮宝贝的《八月未央》静静地躺在手心，摆出一副超脱的姿态。

今天述说的是一件悲惨的事情。

那天傍晚时分，天公不作美，突然下起了滂沱大雨。急诊室冲进来一对男女，男的抱着女的，双手沾满了鲜血，疯狂地喊着："医生！医生！"而女的躺在男的怀里已经奄奄一息，头部伤口鲜血直流，面色苍白。

我们马上把她放在推车上面，四五个护士蜂拥而上。经过足足两个小时的抢救她的心电图还是一条直线，最后我们无奈地宣告死亡。男孩跪在女孩旁边失声痛哭着。

事情的原委：原来男孩与女孩是一对情侣，原本下个月就要结婚。也就是今天，为了结婚前的一些琐事，女孩负气跟男孩争吵，吵着吵着就哭着跑出了家。男孩以为女孩就闹闹脾气，闹完脾气就会回来的，可是女孩一直没打电话。男孩觉得晚上不安全，就出去找，在马路旁边找到了女孩，可是男孩使出了大男人主义，故意不去理她。就在这时，女孩却横穿马路被飞快驶过来的小汽车给撞飞了。

男孩眼睁睁地目睹这一件事情的全过程，心痛得哭不出来，可是

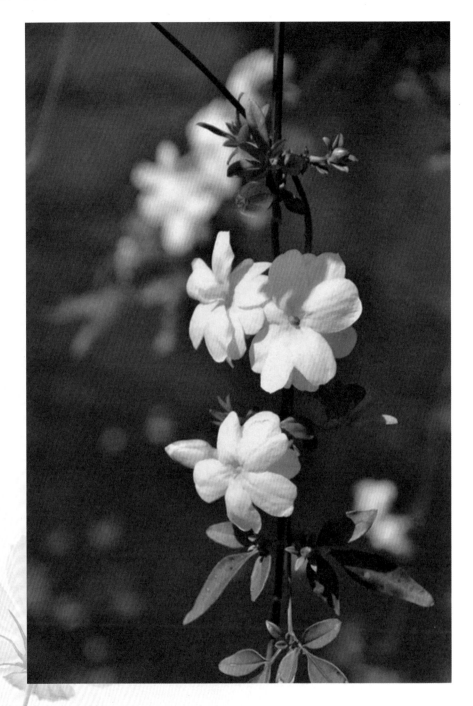

再后悔也没有用。女孩父母闻讯赶到，父亲见自己的女儿瘫在推车上，彻底发狂了，怒气冲冲地跑过去要去打那个男孩，幸好女孩母亲阻止了。

男孩跪在躺在推车上女孩的旁边，懊恼地捶打着自己的头，抽泣着，握着女孩的手，突然发现女孩手握着一样东西，打开一看原来是写着"军"字的小锁。男孩看到这彻底号啕大哭了，因为男孩也有这样一把锁，是写着女孩的名字。

男孩永远不知道，女孩想对他说的最后一句话是什么。男孩也明白，不会再有人比这女孩更爱他。

综观现世，或许只能用冷酷形容，每个人都生活在各自的轨道上，以一副冷峻、默然的姿态面对他人他事，其实爱与希望便是世间最需要的情操。青春像疾驰而过的风，无法挽留，呼啸而过。再回首，那些轻狂不羁的年少，原来泪已流干。

背对背地拥抱，爱情来不及变老，葬送在烽火中的玩笑……

生命的呐喊

生命若是艺术，苦难为何廉价？可呐喊声过后，心还是在彷徨。

"呜……"救护车的呼啸声由远而近。

"小强！你睁眼看看奶奶，奶奶在这，看看奶奶！你这叫我跟你妈怎么交代啊！这不是叫我去死吗？"一位老人撕心裂肺地哭喊着，还不停地摇晃着怀中的小男孩，踉跄着跑进了抢救室。

医生和护士见状立即把小男孩接了过来。只见这个小男孩只有七八岁的年纪，潮湿的头发，圆圆的脸蛋已经煞白，一双大大的眼睛圆睁着向天，漆黑的瞳孔中已经没有了光华，散向了四周，嘴唇已是青紫，嘴角边好像有粉末一样的碎屑留着。身上的衣服潮湿，皱成一团，四肢瘫软在床上，一动不动。

救护人员说："我们一直胸外心脏按压过来。"

急诊科的医护人员马上脱去小男孩湿漉漉的衣服，胸外心脏按压，气管插管，肾上腺素静推等等，都在有条不紊地进行着。

"具体怎么回事？"小儿科医生和我一边抢救一边询问着旁边的老人。

老人呜咽着说："他大人不在，都去打工了，我给他们带着孩子。今天下午我给他吃了一个苹果，然后他就去外面玩了，没想到一不小

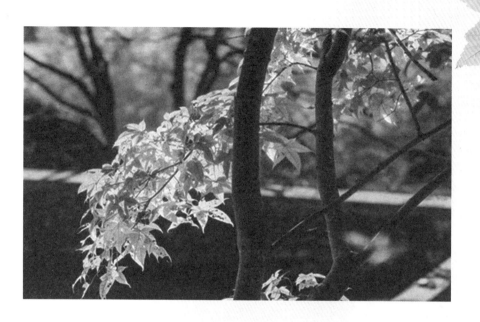

心掉入了池塘。掉下去的时候池塘旁边还有村民，所以马上给他救起，可救上来的时候，这孩子呛了一口水，马上不会说话，脸色也越来越难看。我们马上打120把他送过来了，可他就是一直不醒。我这怎么跟他的父母交代啊……"老人一脸的懊恼，不停地责怪着自己。

听完老人的陈述，我了解了这个孩子不仅是溺水，而且还存在窒息。经过我们医务人员齐心协力抢救，小孩的心跳从直线变成窦性心律了，散大的瞳孔也慢慢缩小，最后送入ICU继续治疗……

老人嘶喊的那一刻，她的心一定在滴血，我从她的眼睛里看到了忧伤和面对孩子死亡前的绝望……

你们感觉到痛楚了吗？

面对躺在推车上的垂危男孩，面对监护仪上跳动的心电曲线，生命的呐喊无处不在。也正是因为这样的呐喊，让我们无形中获得了力量，也正是这样的呐喊让我们更加坚强，也正是这样的呐喊才让我对生命更加有信心！

愿孩子坚强地活下去！

树欲静而风不止
子欲养而亲不待

今天是农历九月初九，重阳节。

正月某一天，天公不作美，下起了滂沱大雨，突然救护车送来一个白发婆娑的老年病人。担架抬下来时候，病人面色苍白，神志不清。

听患者女儿述说：昨天晚上母亲吃饭时，突感胸前疼痛，打电话给她。听说母亲不舒服，她马上赶过去，等见到母亲时，母亲疼痛还好，就给母亲吃了点救心丸，喝杯温水后，母亲胸痛缓解，想想不痛了，就没送医院，但还是不放心母亲一个人在家（因爸爸前年就病逝了），就陪母亲睡下了。

睡到第二天早上5点钟左右，母亲的胸部没有痛感了，同时母亲知道女儿比较忙，就说没事，叮嘱女儿回去上班好了，她自己能照顾自己。女儿也见母亲真的没事，就安心地回家了。

女儿临走时还叮嘱了一下母亲，嘱母亲有事打电话，到9点左右母亲又感胸痛难忍，马上打电话给女儿，女儿电话里听到母亲说胸痛，马上放下手里活儿，赶去母亲那里。可是赶到母亲那里时，母亲已经面色苍白，神志不清，叫也叫不醒了。一时慌乱，不知怎么办，过了一会儿，才想起来打电话呼叫"120"，等把母亲送到医院已经 11 点钟了……

到医院后我们马上给患者进行了胸外心脏按压、除颤、气管插管等，但已经回天乏术。女儿跪在母亲身边哭喊着："妈妈对不起，对不起，早知道昨天晚上带你来看病了……"

看到这儿我哽咽了。其实人的一生渺小而短暂，如沙尘一般飘忽不定。生命的无常总是让人不知所措，有些人、有些事，一旦错过，就是一辈子。

可是渐渐地，你长大了，而你的父母却老了，步履蹒跚，满头银发。趁青春还在，趁微风不躁，趁父母未老，多点时间陪陪父母——他们在你心底最柔软的地方。树欲静而风不止，子欲养而亲不待！

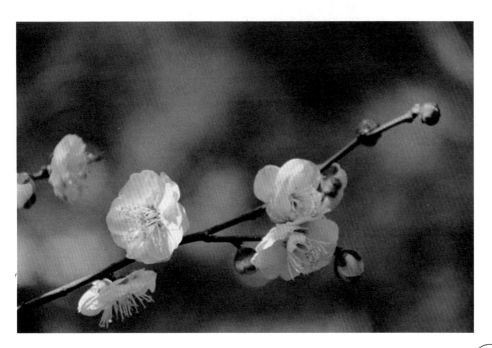

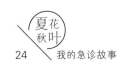

谁是真正的凶手

　　夜色降临，急诊一下子忙了起来。突然外面冲进来一个年轻的小伙，抱着一个年轻妖艳的女子，但女的已经奄奄一息了。"医生，快……"小伙一边说着，一边把女子放在推车上。抢救室的医生护士一看来了急诊病人，马上拥上去，心电监护、吸氧、抽血、输液……该上的全都上了。

　　女子已经没有了呼吸，神志不清，我拿出随身的手电筒照了一下患者的瞳孔，只见双瞳孔散大，对光反射无，病情危重！我马上跟那个男人谈好话，签了字，马上气管插管，机械通气，目前血压、氧饱和度还正常。然后我询问男人，具体怎么回事。只见那男人目光游离，讲话躲躲闪闪："她不小心从二楼楼梯上摔下来了，摔在地上就人事不省了。然后我就把她送过来了……"

　　我从头到脚再次检查了一下女的身体：前胸部有淤青，背部也有。明白的人一看就知道，这淤青不是一天两天的事。血压一直在往下掉，"不行！趁目前血压平稳，马上做CT！"我跟护士说着。

　　男的好像有意回避。他染着一头黄头发，像一窝稻草，显得杂乱无章。"快！去付钱！"我大声地对男的说着，那男的吞吞吐吐地说："我没钱……"

　　在急诊没钱是"老大"。抢救生命至上，我们马上办好绿色通道，

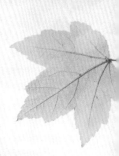

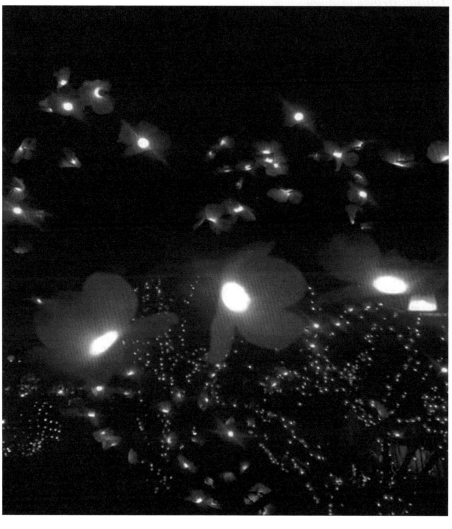

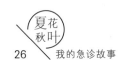

推着车去做检查了。CT 室一下子忙开了，时间就是生命，"赶快！"我拼命地催着！

从头到腹部一层一层扫下来，其他没问题，就是头出现了问题。"右侧大面积硬脑膜外血肿，脑干出血，蛛网膜下腔出血！"做完检查马上推回抢救室，"马上请脑外科会诊。液体加快，止血药上！升压药上！"我一边说，一边跟那男的谈病情，并让他签病危通知单。那男的支支吾吾，不肯签，说："我们只认识三天！"。然后借上厕所之名跑掉了……

脑外科医生下来会诊：无手术指征，因患者血压很低，靠升压药维持，双瞳孔散大，无对光反射，患者救活的希望微乎其微！

继续急诊抢救，送入 EICU（急诊重症监护室），马上报警……30 分钟后警察来了，三无人员对警察来说也头痛，从哪查起？身份证无，住址无，外省人……

七天后，她父母找到了，来医院，来到抢救室，撕心裂肺地哭着。因为她女儿已经死亡，来开死亡证明，刚好碰到我，然后我不经意地问："你，女儿有没有男朋友？"她父母什么都不知道，只知道女儿离家打工三个月了，也没跟家里联系……

谁杀害了她？凶手是谁？却成了谜团……

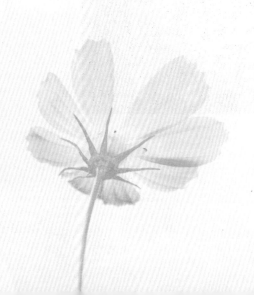

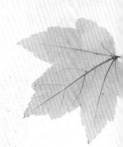

一段孽缘引发的血案

　　傍晚时分，急诊室热闹非凡，很嘈杂，像菜市场。"呜……"救护车的声音，"刘医生有抢救病人！"护士焦急地说着。

　　我马上起身去抢救室。一个满身是血的女子在推车上躺着，被送入了复苏室。只见女子身上连中数刀，刀刀致命，心电监护仪上生命体征全无，心电图呈一条直线。旁边的警察边打电话边跟我说："尽量抢救，家属已经通知，已经赶过来了。"止血、气管插管、心肺复苏、输液等全做了，可是刀刀致命，已经没有存活的希望，最后抢救一小时余，家属也已经赶到了医院，宣告死亡。看见惨死的女儿，家属一个劲地述说着："孽缘啊！孽缘啊！"

　　最后警察简单地说了事情的缘由：

　　A姑娘号称学霸，名牌大学毕业，留学后回国，不仅学识好，人也长得漂亮，目前在世界500强企业工作，工作中也不缺追求者。在一次偶然酒会上遇上了B君，B君虽然学历比不上A姑娘，但也算一表人才，在外资企业担任高管。窈窕淑女，君子好逑，两人算是一见钟情吧！

　　可是好景不长，可能平常的摩擦或者两人性格、学历及生活背景的不同，不久两人就闹分手。

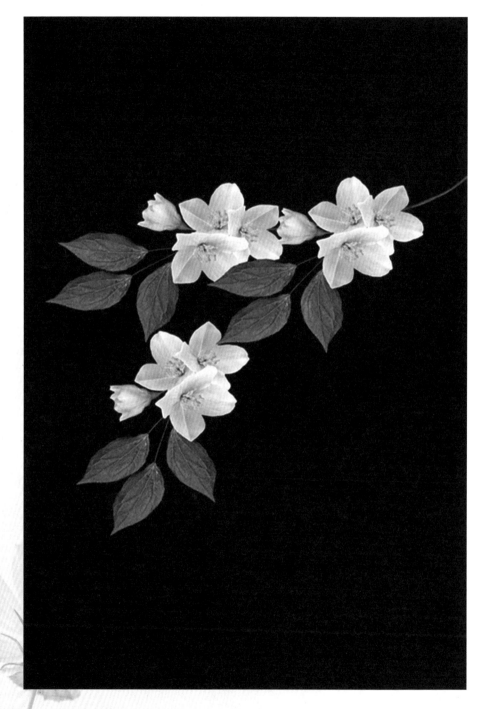

分手就分手吧！天下没有不散的宴席！可是 B 君可能对爱情太专一了，或者说爱得太深，不同意分手，时不时纠缠 A 姑娘。剪不断，理还乱！

一天，B 君再次约 A 姑娘去某咖啡店，A 姑娘想跟 B 君说清楚，再次赴约来到 B 君指定的地点。咖啡馆的最高层的包厢内，灯光暗淡，音乐轻扬，谈情说爱最佳之地。两个人谈着谈着不知道什么原因，B 君拿出事先准备好的刀在 A 姑娘身上连戳数刀，而且刀刀致命，所以才有开头的一幕。

问世间，情是何物，直教生死相许？天南地北双飞客，老翅几回寒暑。欢乐趣，离别苦，就中更有痴儿女。君应有语：渺万里层云，千山暮雪，只影向谁去？

爱之深，恨之切！且行且珍惜！放手也是一种爱。

幸福与悲伤却在刹那间

有人说幸福是在家数着钞票，享受着高标准的物质生活；有人说幸福是帮助残疾人，使人获得无与伦比的快乐；有人说幸福是天天睡懒觉，感受着舒适的家的温馨。我认为幸福是一家人在一起，不管富贵贫穷，享受家庭的温暖。

去年大年三十我值班。年三十对大多数人来讲应该是快乐的，可以吃团圆饭，一起放鞭炮，可是我却有一种说不出的失落感，因刚交班时，就听说小儿科抢救了一个一岁多的小孩，可惜没救过来。小孩在玩氢气球时，不小心氢气球爆炸，碎片掉落一地，小孩拾起来吃，可是却堵住了气管，送到医院，由于时间太晚，已经来不及抢救，窒息而死。

而我正式上班又来了一个病人，一家人除夕夜正高高兴兴地吃团圆饭，生活在农村的老人，从来没有吃过牛排，儿子孝敬老人，给老人夹了一块大大的牛排，老人由于年事已高，吞咽功能不怎么好，吃牛排时没嚼啐的牛排不小心堵住了喉咙，来的时候面色苍白，毫无知觉，当时马上气管插管，牛排正好堵塞气管，取出大块牛排，但是由于窒息时间过长，还是回天乏术……

几家欢喜几家愁，年三十，幸福与悲伤却在刹那间。也许生命始终在轮回，却不会迷茫。只是流水不再歌唱，鸟儿不再飞翔，月光却依旧在流浪。只有当幸福失去后才知道幸福的可贵。

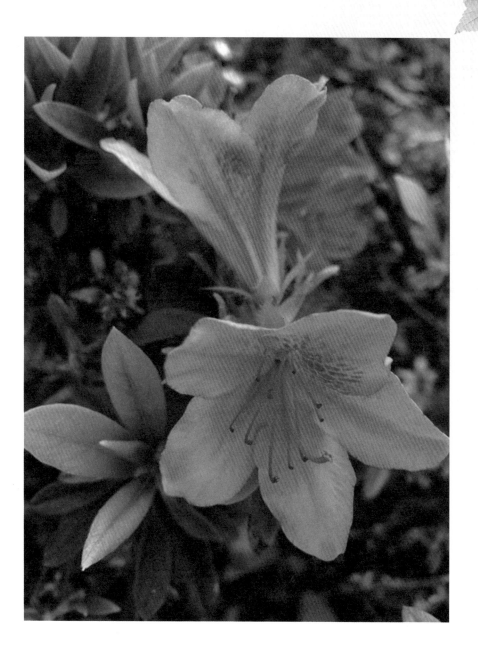

生命在抽搐的一刹那

天堂很近，加速就到！

昨晚值班睡意还在，但是医院值班，即使是没有病人，一颗心却总是悬着，早上 6 点不到，没到下班时间，就早早地起床了，拿着洗漱用品去洗漱。

路过抢救室，突然发现抢救室里围着好多人，在给一个年轻人按压，又在做心肺复苏，只见呼吸机不停地嘶吼着，内科医生不停地使劲按着。我急忙放下洗漱用品去和内科医生轮换按压，最后我们抢救了一小时余，该用的药都用上了，但还是回天乏术。躺在推车上的年轻人，不管我们怎么努力地按压，家属拼命地呼喊，始终没有一丝一毫生命的迹象，一动不动，两眼睁开向天看着，四肢任我们按压时无自主的晃动，心电图始终呈一条直线。

当我们宣告死亡时，家属乞求似的对我们说："他身体还温暖，还活着，医生你们再救救他吧！"对着孩子声嘶力竭地喊着："你怎么这么不听话！你起来！你起来！"不停摇晃。

心电图的波形不会因呐喊声、按压声而出现一点的波动。一个年仅 28 岁的生命就这样消失了……

看了一下病史，才知道患者从小就有癫痫病史，凌晨发作时，父母没有发现，等父母发现后送来为时已晚。

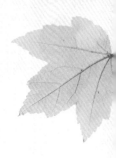

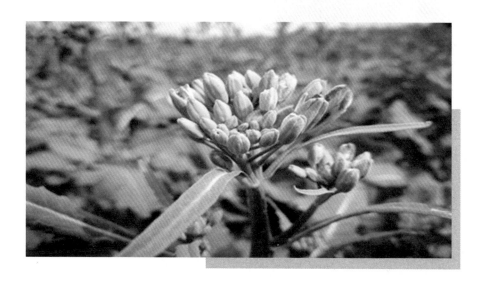

生命在抽搐的一刹那间，是那么脆弱与无助！

逝者已逝，生者如斯！

幸福其实很简单

　　这是一张感动全球的照片。

　　一个没有妈妈的小女孩，在孤儿院的水泥地上画了一个妈妈。她小心翼翼脱下鞋子，伏在妈妈的胸口睡着了……

　　真不知该如何用人类的语言去诠释这样一个画面。我们还有什么资格和理由去抱怨自己不够幸福？珍惜现在所拥有的。

　　幸福其实很简单。有人曾说过，幸福让人如履薄冰，一不小心它便会稍纵即逝。其实它并不是稍纵即逝的，它可以永远陪伴着我们，因为幸福就藏在我们身旁！

　　幸福不是悬挂在高高的天花板上，而是悄悄地隐藏在生活的角落里。节日里的一句问候，是幸福；生日里的一声祝福，是幸福；生病时的一句慰问，是幸福；夜晚妈妈悄悄地为你掖被子，也是幸福。……幸福其实很简单，也许一次对话、一声问候都可以给人带来幸福的感觉。幸福无处不在！

　　快乐是一种感觉，幸福是一种境界……也许这就是人生的真谛吧……

　　幸福其实很简单！因为它离我们并不遥远！过年了，大家记着回家看看年迈的父母，百善孝为先！

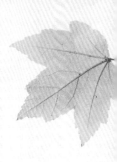

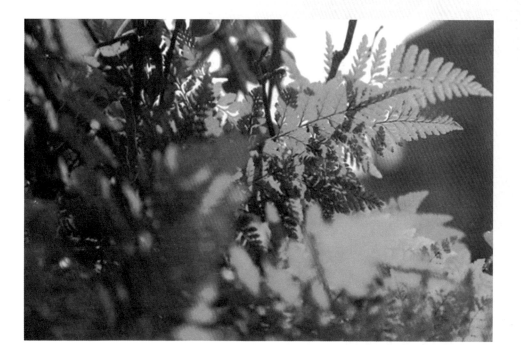

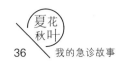

幸福其实很简单

一个面包圈

一块山楂卷

宝宝就能拍拍手儿

笑得眯眯眼

可人越长大越贪婪

总是心不甘

欲望不停在繁衍

填也填不满

人生很短暂

酸甜苦辣咸

哪能事事都如心愿

一切要随缘

纵有万亩良田

一日不过三餐

纵有广厦千万间

一张床就能入眠

幸福其实很简单

……

所谓父母子女一场，只不过意味着，你和他的缘分就是今生今世不断地在目送他的背影渐行渐远。

——龙应台

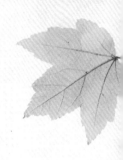

流星的生命

凌晨两点，睡意刚好，只听放在床头的电话响了。"刘医生，有病人。"护士焦急地说着。我知道病人来了，因为是值班，这在医院上班的人都知道。

我马上从被窝里钻出来。离开那温暖的被窝，真有点舍不得，毕竟是大冬天，外面 -1℃。还好医院有中央空调，要不然能冻死我。

"哆啰，哆啰，寒风冻死我！"想起小时候读的一篇课文《寒号鸟》。

今天的想法怎么那么多？不想不想了，我马上打断了自己乱七八糟的想法。

马上来到急诊外科诊室，抬头看见一个年轻貌美的女士用右手握着自己左手的腕部。经常看这个动作的我，一看就知道她又割脉自杀了。

只见她的母亲在旁边小心地责怪着，声音很小，怕被人知道隐私。

我看了一下，还没挂过号。我朝她妈说："你帮你女儿去挂一个急诊外科的号。"她妈着急地说："已经有人去挂了，你先看嘛！"

我马上叫患者跟我进清创室，嘱患者坐下，打开清创包，消毒她

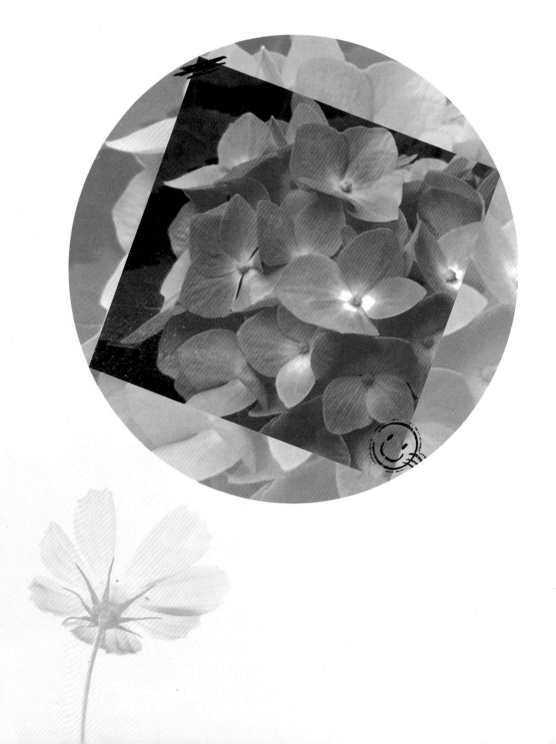

的伤口，只见伤口 4 厘米长，深达肌层，未见肌腱断裂，手还活动自如，就在清创室做了一个简单的缝合，然后对她说："如再深点，这手就废了。"

做完缝合，走出清创室，就看见一个男的，看上去像男朋友的样子，反正这年头只要男的陪这样外伤女的来就诊，都说男的是男朋友。只见他慌慌张张地挂号回来："医生！还好吧？没事吧？"我说："这次是没事，下次就没这样幸运了！"男的一脸傻傻地看着我。处理完毕，男的陪女的去打破伤风抗毒素了，只见两人去注射室，女的还一脸的不情愿，还吵吵闹闹，她妈一直小声地说她女儿的不是……

世界最难搞明白的就是感情。问世间，情为何物，直教人生死相许……可再怎么样也不要伤害自己，不要做流星的生命。

没有下一次让你重来

要知道，我们的存在，不过是永恒的生死两端中，最短暂的瞬间而已。

——叔本华

4 月份的一个早上，我将要值完夜班。天刚蒙蒙亮，就听见急诊室外传来焦急的声音："医生，快，我爸爸肚子疼，你们快来！"

听见抢救室外有一个男人焦急呼救的声音，我们医护人员马上推车出去，只见一个老人面色苍白，微微地叹着气。

"不行，马上要气管插管。"我说着，"马上准备气管插管。"

"昨天我们也来过了，给打了点滴，不想住院检查就回去了，没想到今天就这样了。"病人的儿子不知所措。

一系列检查治疗开始，查心肌功能、心电图，考虑心梗，马上输液，联系监护室等。心电图提示：心肌梗死，ST 段抬高，"红旗飘飘"是心梗典型的表现。

"要是我昨天让他住院就好了。都怪我因昨天家里还有一点事情没处理完，早知道会这样，我不会这样。"病人的儿子责怪着自己……

所谓父母子女一场，只不过意味着，你和他的缘分，就是今生今世不断地在目送他的背影渐行渐远。

——龙应台

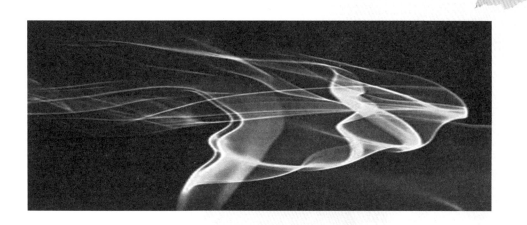

　　其实，在人的一生中，最不应该等待的一件事就是孝敬父母。

　　所谓"树欲静而风不止，子欲养而亲不待"，繁忙的生活中我们总是期待着下一次，但年迈的父母能有几个下一次呢？

　　一位哲人曾说过，人不可能两次踏入同一条河流。同样，人也不可能得到两次相同的机会。生命对于我们每个人来说也只有一次，认真做好每一件要做的事，珍惜每一次的机会，是对自己，也是对人生最大的尊重。因为没有下一次让你重来！

生命中最后的牵手

今天急诊病房住进了一位肝癌晚期的 80 岁的老年女性。因为家属不忍直视她因病受的痛苦把她送入我们医院，又因肿瘤病区实在没有床位，就先送到了我们急诊病房。

每天晚上去查房，一位老爷爷陪睡在老奶奶的旁边，手牵着手，静静地躺着。起初我们还在心里偷偷地笑，这对老夫妻，还这么浪漫。但有一次，我们在夜查房时发现老奶奶睡着时，老爷爷始终拉着她的手默默地流泪。而在老爷爷睡着时，老奶奶又拉着老爷爷的手无声地哭泣。

一次趁老爷爷不在身边时，我问老奶奶："为什么一直拉着老爷爷的手？""其实我早就知道我得什么病，拉着老头的手不会害怕。"老奶奶慢慢地说，"我和老头这辈子没有过够！"听完，我的心一时揪在一起，喉咙堵得要命。

就这样，在一个夜晚，老奶奶离开了我们。她走的时候似乎没有痛苦，面露幸福，安详地微笑着。

送走时，老爷爷的手却一直没有放……老爷爷哽咽地说："当她人有一丝丝疼痛、一点点颤抖的时候，都让我感觉到陪她说话，给她安慰和鼓励，能减少她的痛苦，我要陪她最后一程，不让她孤单地走。"

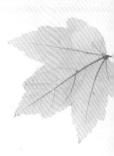

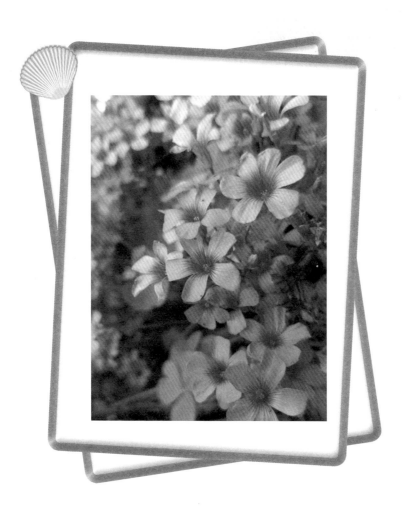

瞬间飞逝的爱

三天前的一个早上，在急诊科，120 突然送来一个没有呼吸、心跳，全身是血的年轻人。随车的女孩疯狂地哭喊着年轻人，那撕心裂肺的哭喊声充满整个急诊复苏室。虽然我们全力抢救，但最终还是没有救回他。

事情的缘由：这个男孩骑着摩托车载着女孩子在马路上兜风，超速行驶。他们彼此深爱着对方。

女孩坐在男孩摩托车的后座上，紧紧抱着男孩子的腰。恋爱的感觉，年轻冲动，促使男孩越开越快。

女孩虽然也喜欢这种快感，但毕竟车速太快，女孩有点害怕。女孩对男孩说："你开慢点。"男孩对女孩说："你，紧紧抱着我，可以把头盔摘下来戴在你头上，它妨碍我视线。"于是女孩照着男孩说的做了。

可是接下来却发生了这一幕：车祸，男孩当场死亡，女孩却只受到轻微的损伤。

事后警察调查，男孩途中就知道，摩托车刹车失灵，但他却没让女孩知道，而是把死亡留给了自己……

爱是冬日里的一抹阳光，爱是漫漫长夜里的一点灯光，爱

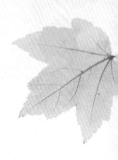

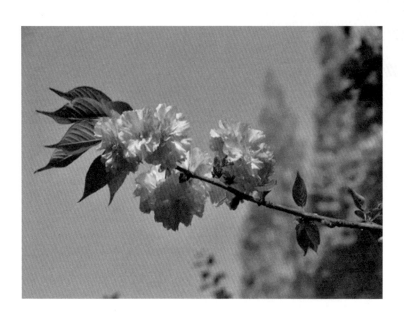

是无际沙漠里的一汪清泉，爱是烈日当空一抹绿荫，但爱更是一种习惯，无法预料，无法言语，但真正到爱时，那就是一种无私的不求回报的付出。

疯子与疯刀

疯子并不是失去理智的人，而是除了理智其他一切都丢失的人。

——切斯特顿

疯子来了，而且拿着一把疯刀。疯刀厉害，疯子更无情。一个五岁的小孩就死在疯子的疯刀之下，被砍得面目全非，鲜血淋漓……

昨天中午，突然两个人冲进急诊，大声喊叫："快！救人！"只见一个男的全身是血，一个女的下半身都是血，手里还抱着一个被砍得垂着头的孩子，看上去孩子已经没有了气息。

马上救人，启动急救程序，把小孩放入复苏室进行救治，两个大人放入抢救室。仔细一看，小孩已死，颈后一刀足足可以致命，只剩下颈前部皮肤，真是惨不忍睹，任何急救措施都用不上，只做了简单的包扎……

而在抢救室，大人们都只是身上皮肉之伤，并没有致命性损伤，给予简单的止血包扎，但大人们始终不配合，挣扎着要进复苏室看孩子，一直求我们救救孩子，我们拦也拦不住。其实曾有好几次想放弃当医生，但每一次都止于这种场面……

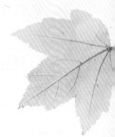

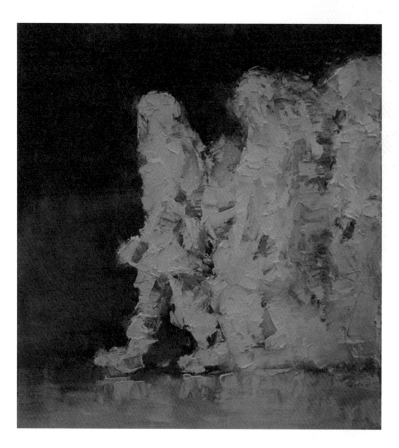

极度的疯狂，是不能用一根丝线把它拴住的，就像空话不能止痛一样。

——莎士比亚

孩子死了，死得惨不忍睹，颈后一刀足以致命；孩子死了，死得不明不白，是被隔壁的疯子用疯刀砍的。疯子发疯了，刀也不听使唤也疯了。

疯得离谱，疯得无懈可击，现在想想隔壁是疯子，真住不了人，一个人发疯，一家人遭殃。疯子无意又无情，疯刀无识却有劲，年幼的生命就此陨落，消失在刹那间……

为爱疯狂

　　寂静在喧嚣里低头不语，沉默在黑夜里与目光结交，于是：我们看错了世界，却说世界欺骗了我们。

——泰戈尔

　　"快！医生！"

　　"怎么了？"

　　救护车送来一个年轻男性，双手一直掩着屁股，双手浸满鲜血还是止不住血，鲜血一直外溢，急匆匆地冲进了急诊室。他大声呼叫："医生！快来！"四五个护士马上把他安排在推车上，当时男的面色苍白，心电监护仪器上血压直线往下掉，捂着屁股的手被鲜血浸染。"失血性休克！"我马上拿好清创包、棉垫、大量的纱布，伤口刚好在骶前这个位置，有7厘米深。我用纱布条死死塞住伤口深处，然后用棉垫压住止血。做了简单处理后，输液止血，并做好术前的一系列检查等。

　　十分钟后血压稳定，然后询问患者的病史。患者支吾半天不肯说，直到后来警察来了才说出详情。事情的原委：原来是在一个会所的包厢里，28岁男人喜欢上40岁的女人，然后被女子丈夫尾随。两个男

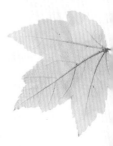

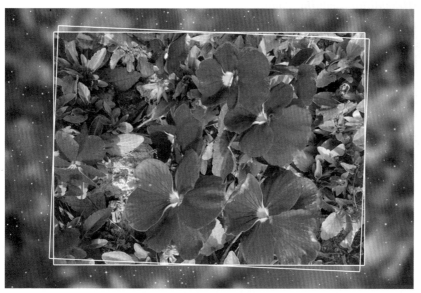

人为了一个女人厮打在一起，最终女子的丈夫在年轻男子的屁股上戳了一刀。一刀见血，鲜血呼呼直流，可能伤到了骶前动脉血管。

在错误的时间、错误的地点，遇上错误的人。不是每一种爱都能兑现幸福，不是每一份情都会恒久相守。假如爱有天意，就不会让痴情的儿女在错误的时间、错误的地点，遇上错的人。

下雪的悲伤

惆怅是一种最富有诗意的情感，它不是那种强烈的喜怒哀乐的体验，而是一种莫名的失落伤感，像是一片孤独地飘在天空上的潮湿的云，将记忆的残梦唤醒，变成凄凉、孤独、摇落的心事。

一场雪究竟能飘落多久，而那场雪中隐含的预言我无法看透，就像一场真正的相见也许只是一阕曼妙委婉的词。飘在寂寞华年里的雪，一场无法企及的相见……

下雪本该是一件高兴的事，正因为下雪，孩子们都不用上学了，可以玩打雪仗，可以堆雪人，可是接下来意想不到的事却接二连三地发生了……

早上急诊也被一场雪弄得混乱。一大早就有一个母亲抱着孩子在雪地上不小心摔倒，导致小孩头破血流，着急地冲进急诊室，最后给孩子缝了七针。

没过多久，又有一群小孩子因打雪仗，一个小孩不小心脚踝扭伤，来院急诊，X线显示撕脱性骨折，给予石膏固定。

下雪天，这样的急诊病例一起又一起……

下雪也有悲伤，全看自己如何选择。这个世界上本来就没有完美，但是每个人都在追逐完美，所以错过了沿途的风景，就算是几何里完美无缺的圆也会想要体会人生。生活本来就是一块块的碎片，

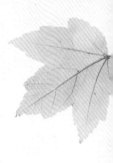

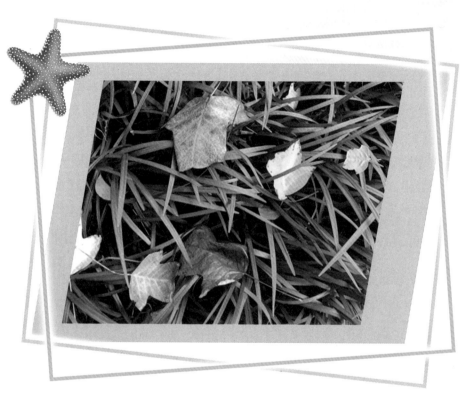

只是有的人捡到，有的人没捡到，有的人捡到的多一点，有的人捡
到的少一点。每个人都有收获，太完美反而会失去，有得必有失，
就是这个道理。

婆媳之战

　　昨天上夜班，开始时风平浪静，还在感谢老天爷今天对我这么眷顾。"不好了，帮我妈妈止下血！"只见一个三十出头的男子，捂着出血的鼻子拉着一个满头是血的老人，大声地呼救着："这是我妈，你们救一下我妈。"

　　只见老人头上、身上被砍两刀，全身是血。我马上从抢救车上拿来大量的纱布，给予加压包扎止血，然后我边处理，边简单地问了一下病史："到底怎么回事？"那个老人气势汹汹地说："是我那个神经病媳妇砍的，她妈是自杀，她们家全都有精神病。我已经报警……"站在一旁的儿子捂着出血的鼻子，一声不吭。

　　然后再问下去，原来是为了一点小事。一会儿警察来了，来调查事情的经过，原来她媳妇产后四个月一直闷闷不乐。我一听到产后，我就想到有些疾病与产后有关。我一边想，一边处理医嘱，然后对老太太讲，叫她放过她媳妇，毕竟一家人，而且有一种病叫产后抑郁，发作时谁也控制不了，但治疗后会好的。建议她媳妇去心理医生那里看看。家家都有一本难念的经，得饶人处且饶人，再说孩子还小。旁边男的，听着倒是一声不响而老太太却两眼通红，气还没消。

　　最后，千言万语化成一句话：只要婆婆爱媳妇就像爱自己的女儿一样，媳妇爱婆婆就像爱自己的妈妈一样，这婆媳关系一定会处理好。

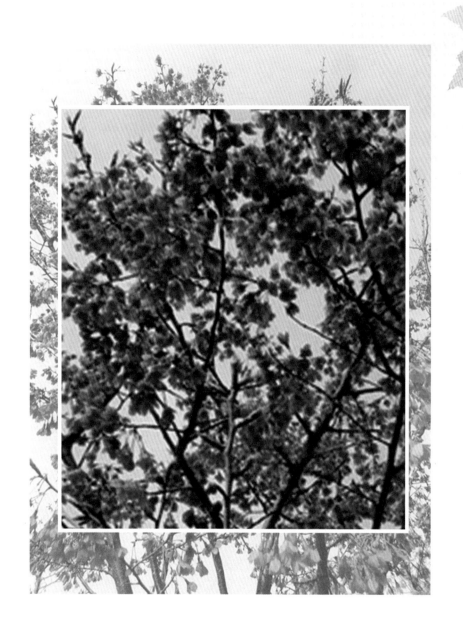

朋友们，有什么错不能原谅呢？算了吧，过去的已经成为历史，让我们把最难相处的婆媳关系处理好，好吗？

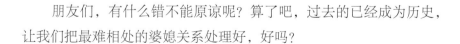

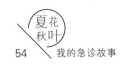

血腥的场面
凶恶的你

前天傍晚，在外滩的自动取款机前发生了血腥的一幕：一个刚喝完喜酒做完伴娘的姑娘兴高采烈地回家，来到自动取款机前取出 200 元钱，刚要拿卡时，被尾随的歹徒在颈部横砍一刀，鲜血直流，随即歹徒抢走 200 元钱，逃之夭夭。

小姑娘虽害怕，但还算临危不惧，马上用手捂住颈部，然后拼命地喊"救命！"刚好又碰见好心的出租车司机，马上把患者救到我们医院。

轻轻地，我走了！我挥一挥匕首，不留下一个活口！

"颈动脉断裂，血像泉水一样向上喷。"血压直线向下掉80/60mmHg……60/48mmHg。纱布马上填塞止血，两路加压输液，氨甲环酸微泵维持。血管外科、急诊科医生救治下，病人被送入手术室进行颈部探查术，经过 3 小时的救治，进行颈动脉吻合术等，最后总算救回小姑娘一条命。

为了区区 200 元，竟用砍刀杀人，是脑子进水，还是见钱眼开？！血腥的场面，凶恶的你！幸好那女子福大命大，躲过一劫，救回一条命，在救人的同时，其实也救了凶手一条命。

愿女子坚强！

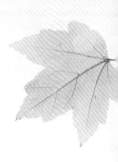

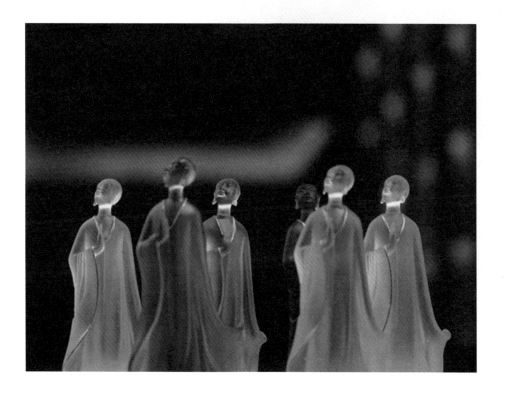

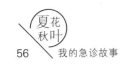

没有了呼吸的眼泪

　　她出生在农村的普通家庭里，她没有显赫的家室，爸爸是一个哑巴，母亲是一个残疾，但她很健全。她没有兄弟姐妹，但她有爱她的父母，而且她有一个美丽的名字——王美丽。她的父母挣不了大钱，但还是省吃俭用，含辛茹苦把她培养到大学毕业，而且还进了大学附属医院工作。24岁正是花样年华，她迎来了人生中美好的春天。

　　春天是个万物复苏的季节，是个鸟语花香的季节，到处都是一片生机勃勃的景象。春天应该是美丽的。进医院后她先后轮转了骨科、外科、妇科等，最后定在我们急诊科，成了一位美丽的急诊护士。

　　有一天夜里，刚好她在急诊值后夜班，那天抢救室很忙，抽血、心电监护，以及做护理记录一直没有停下来过。

　　然而一颗定时炸弹，却随着时间的滴答滴答声，等着定时爆炸。

　　在工作10分钟后，王美丽突然晕倒在急诊抢救室里，意识不清。抢救室的护士、当值医生见状，蜂拥上去，大声地呼叫："美丽，美丽……"然后把她扶在抢救床上，心电监护仪显示：血压80/60mmHg，心率15次／分，呼吸15次／分，双瞳孔等大等圆，但对光反射无。

　　我们急诊外科医生看过美丽后，建议马上行头颅CT检查，并通

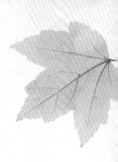

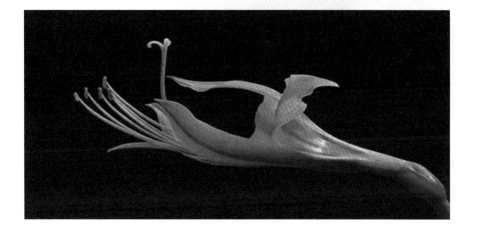

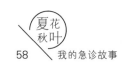

知院领导及家属。在医护人员的陪同下，最终CT检查结果显示：蛛网膜下腔出血。然后马上颅脑CTA（颅脑血管造影），结果显示：脑动脉瘤破裂出血，立即请脑外科会诊。

刚把患者从CT室送到急诊抢救室，连会诊医生都没到，突然就发生呼吸心跳停止，还好我们急诊医生反应快，立即行气管插管，心脏按压，肾上腺素静推，止血药、升压药上，这时脑外科医生也急匆匆地来了，见患者呼吸无，心跳无，也轮番按压。

在我们持续按压下，不知是因姐妹情深，还是患者强烈的求生愿望，我们发现患者眼角流下眼泪，然后心电图上出现了窦性的心电波形。此刻我们大家都流下了幸福的泪水，最后我们把患者送入脑外科行进一步治疗……

没有呼吸的眼泪，最坚强、美丽，你一定要好好活着，美好的明天在等着你……

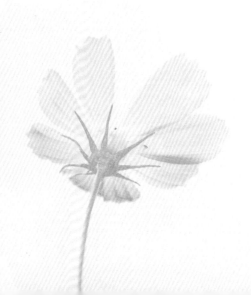

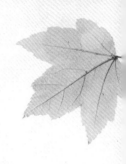

铁砂掌

大家都知道《射雕英雄传》中铁掌水上漂裘千仞的铁砂掌，真可谓厉害。铁砂掌是中国传统武术的一种硬功，长年训练后，手掌硬度增加，轻松砍断砖块。

今天急诊来了一个铁头功没练成的妻子，被丈夫的铁砂掌打得鼻青脸肿。

"医生，你给我写详细点！我已经报警！你看我脸上这里一个大包，额头这里也有一个大包！"妻子愤愤地说着。

"怎么回事？"

"被老公掌打的，打了我十多掌了！你一定给我写详细点。我要跟他离婚！"女人气愤地吼着。

"那你先去做个头颅CT，看看头部情况，我会给你写详细的……"我一边写着病历，一边跟她说。

然后，她拿着卡片去付钱交费，做CT去了……

看着这个被家暴妻子的身影，心中感慨：

悠悠苍天，此何人哉？相爱一辈子，争吵一辈子，忍耐一辈子，这就是夫妻。夫妻吵架并不可怕，可怕的是互相伤害。所谓夫妻一场，不过是一次渐行渐远的旅程，夫妻间需要的是包容、宽恕、信任。

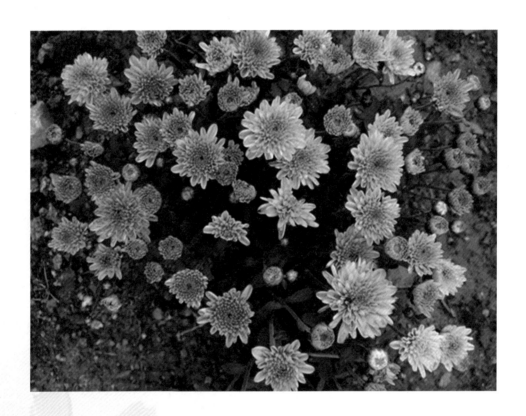

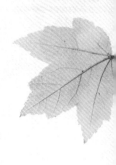

残忍的爱

　　人的一生中都曾有过许多爱，有"慈母手中线，游子身上衣"的母爱，有"海内存知己，天涯若比邻"的友爱，有"何当共剪西窗烛，却话巴山夜雨时"的情爱。

　　而爱情也有很多种面貌，残忍有时候也是一种爱。残忍的爱更令人痛彻心扉，而且刻骨铭心。经历过这种爱的人更能体会到爱情的真谛。

　　今天换药，来了一个年轻美貌的女子，穿着很时尚。她右手腕部包扎得紧紧得，左手抚着右手。"不会是自杀吧，割腕？"我在心里暗暗想。"是啊！"等我拿来清创包，小心翼翼地打开伤口时，我惊呆了，手腕上有9个孔而且每个孔都很深。没等我问起，年轻女子先自己开口了，轻描淡写地说："这是我男朋友用香烟烫的。"我看着伤口，整整齐齐的三个一排，深达深筋膜。

　　我看着这伤口无话可说，也不想多说。我拿来清创包，简单处理了伤口，然后配了点药，嘱咐她用药事项及按时换药……然后女子若无其事地离开了……

　　看着她远去的背影，我感受到残忍的爱会带来的伤害和痛苦。第一个：没有人是为另外一个人而生下来的。第二个：没有人在此是要去满足你认为他应该如何的理想。第三个：你是你自己的爱的主人，

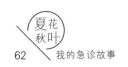

你想要给多少，你就给多少，但是你不能够向别人要求爱，因为没有人是奴隶。

　　你不需要安慰，你需要革命，你需要蜕变你自己，你必须跟你自己达到和谐，那就是达到正确的信任、正确的爱的第一步，否则你各种爱的关系、朋友关系，以及信任的关系都只不过是一种暴露。你暴露了你自己，你宣称你是空虚的、没有价值的、不值得的，反之则会带来勇气，带领绝望中的爱人走出黑暗的深渊。

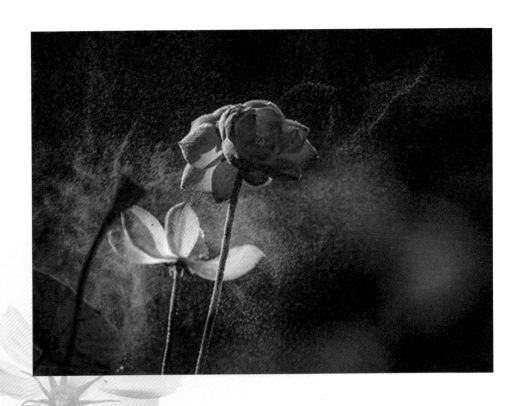

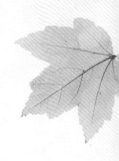

微光

> 行一件好事，心中泰然；行一件歹事，衾影抱愧。

> ——神涵光

疾风骤雨、衣履尽湿的时候，有人借伞替你遮一遮。这悄悄的一线光，是你我之间最值得珍视的缘分。

那是我刚上班的一段日子。那段日子，我穿上白大褂很兴奋，时不时去摸一摸。那段日子也很开心，自己总算当上医生了，畅想着：怎么样治病救人，怎么样当个好医生。

所以那段时间也很用功，自己能干的事尽量自己解决。什么脏活、累活抢着干、抢着学。

也正因为这样，自己的业务能力突飞猛进，终于可以单独上门诊了。

一次在门诊当班，来了一个白发苍苍的老奶奶，步履蹒跚。我赶紧站起来扶她坐下，然后问了一下病史。她感头痛、头晕，有高血压、冠心病病史。我给她量了血压，血压不高。为了放心，我嘱咐她做个头部 CT，看一下头部情况，并叫了一个陪护阿姨陪老奶奶一起去做检查。

10 分钟后 CT 显示头部未见明显异常，我考虑可能存在脑供血方

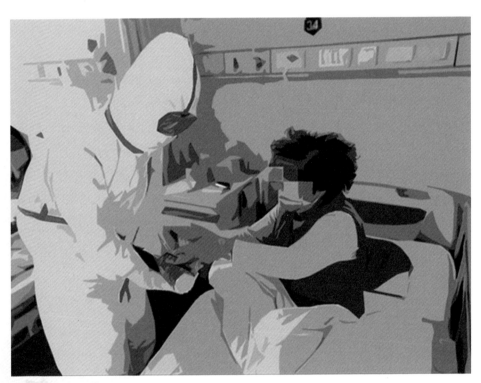

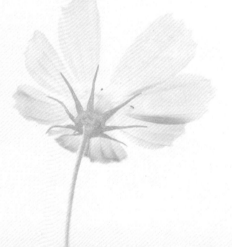

面的问题，一个人检查也不方便，先简单给她开了点改善脑供血的药物，并嘱咐注意血压，不好再来看看，又跟她说了我的门诊时间。第二星期，我上门诊，护士说上次我看过的一个老奶奶，悄悄地把一篮子鸡蛋放在我门诊值班室。只见上面盖着一块破旧的布，鸡蛋下面铺着草。有几个还热乎乎的，是鸡刚生出来，还是我手热？我分不清，我都不知道了。我热泪盈眶，这是她赶了三趟公交车，行走两公里，才送来的。

人与人之间最重要的是什么？是诚信，是爱。有了诚信与爱的桥梁，人们才有交流的基础，才能跨越距离的鸿沟。真诚与爱是人与人之间沟通的桥梁；而虚伪则是横亘在人与人之间的一条深深的沟壑。你若是真诚，你就会获得友情、信任和关爱；你若是虚伪，你就会失去人们的理解。其实只需人与人之间将心比心，还有什么不能化解？只要人人都献出一点爱，世界将变成美好的人间，社会也会更加和谐。

勿以恶小而为之，勿以善小而不为。惟贤惟德，能服于人。

——刘备

离奇之死

　　今天急诊室送来一个心跳呼吸骤停的患者，男性，50岁，头部外伤一小时送入我院。来的时候，已经没有呼吸和心跳。我们竭尽全力心肺复苏30分钟，还是没能救回患者的生命。最后我们询问其工友患者当时受伤的具体原因，工友诉说了当时患者受伤时的情景，真是伤得离奇。

　　当时患者在农村粮站做工。夏天很热，工作时室内不通风，老板就在工作的地方放了一种叫排风扇的东西，当时这种排风装置，风力特强，而且又利于室内通风。患者在工作时，一不小心，身体碰到了排风扇的电线，又不小心用左脚勾着了电线，这时排风扇顺势一倒，恰好砸到了患者的后脑，最后患者后脑着地当场毙命。随后工友马上叫救护车把他送到医院来了。

　　人生就是不断地放下，但最遗憾的是我们来不及好好告别。其实，好好告别，是因为不能再见；不能或不想再见的，都来不及或不愿意多说一句再见。生命是多么短暂啊！人的生命脆弱得不堪一击，想想真悲哀。鲁迅说："悲剧是将有价值的东西毁灭给人看。"这种价值，毁灭得让人痛彻心扉。悲剧能让我们感动，是因为它触碰了我们心里的弦，弄疼了我们的心。最后我想说：生命短暂，让我们坚强地活着吧！

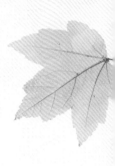

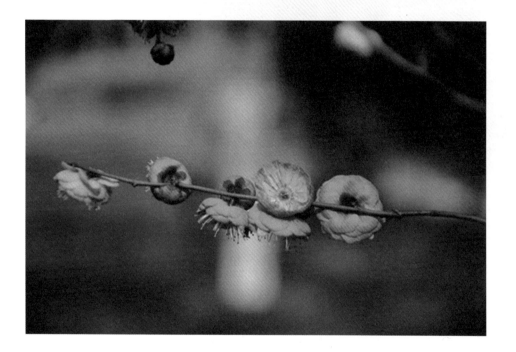

小白，别跑

　　今天急诊送来一个多发伤病人，是一个 9 岁小女孩，神志不清，来的时候呼吸只有 10 次／分，血压 85/65mmHg，心率 68 次／分，氧饱和度 87%。从头到脚检查了一下患者：前额部血肿，五官无出血，颈软，胸腹部压痛不详，右大腿畸形。我们马上启动急救措施，并立刻行床边 B 超及 X 线检查、头颈胸腹部 CT 检查。CT 显示：右侧前额部脑挫裂伤，硬膜外血肿，创伤性湿肺，右侧多发肋骨骨折，右股骨干骨折。马上回抢救室，请脑外科、骨科医生会诊。旁边的爷爷奶奶、爸爸妈妈一个劲地追问医生患者的病情，急得像热锅上的蚂蚁。奶奶还一个劲地责怪着自己。

　　最后脑外科医生认为目前出血量比较少，中线也没移位等情况，暂没有急诊手术指征，先送入 ICU 治疗……

　　我们询问了事情的经过：

　　小女孩 9 岁，这个年龄段，说不懂应该也知道点东西，说懂，应该也不是很懂。

　　父母不在家，小女孩家住 5 楼。她抱着毛绒小狗——她叫它小白，趴在阳台上，望着天空，哼着小调。而奶奶则没注意，以为小女孩在客厅玩，自己在厨房烧菜……各自为政，干着各自的事情……

　　然而，死神的魔爪正慢慢伸向小女孩。小女孩抱着毛绒狗不小心

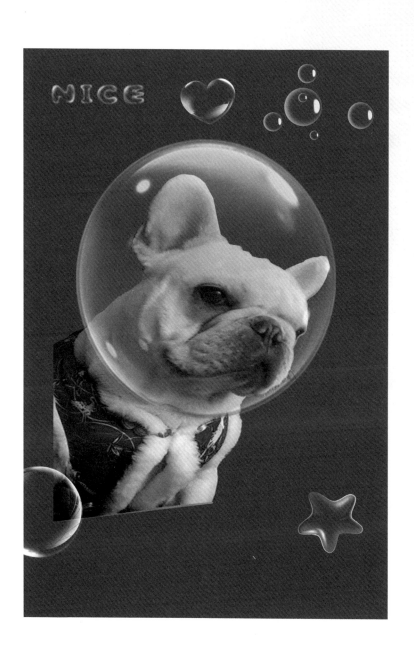

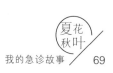

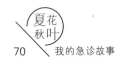

掉在防盗窗上，防盗窗锈迹可见，房子也有十几年房龄了。对一个懵懵懂懂的小女孩来讲，不知道危险正一步一步在靠近她。小女孩完全没有顾虑什么，伸手去抓毛绒小狗——她的小白，一不小心防盗窗破裂，小女孩从5楼掉在了草坪上，"啪"的一声。奶奶不知道是什么声音，等回过神来，直接瘫倒在地上。路人看见直接拨打了120，才有了如上一幕……

高尔斯华绥说："生命是一去不复返的！眼前保得了的切莫要放手；一放手，你就永远找不回来。死使你变成空人，就像那些树木落掉叶子后的空枝一样；终于愈来愈空，连你自己也凋谢了，也落了下来。"

生命很短暂，且行且珍惜，管好自己的孩子，别像小白一样跑了……

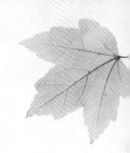

生命是一场有去无回的旅行

能够握紧的就别放了，能够拥抱的就别拉扯。时间着急的冲刷着，剩下了什么？原谅走过的那些曲折，原来留下的都是真的。纵然似梦啊！半醒着，笑着哭着都快活。谁让时间是让人猝不及防的东西？晴时有风阴有时雨，争不过朝夕，又念着往昔。

——《岁月神偷》

今天早上救护车送来一个老年病人，这个病人是在 20 米高架桥上做工时，不小心掉下来的。救护车送来的时候，头部、双腿都是血，当时患者神志不清，呼吸呈点头样，微弱。心电监护仪上心跳无，血压无。

"马上进行气管插管！"我一边拿气管插管的器械，一边叫护士进行胸外按压，进行心肺复苏，并对两条开放性骨折的腿给予夹板固定。病人头部前额有一个 10cm 长的伤口，后枕部有一个 10cm 长的伤口，正大量出血，马上并给予一一加压包扎等。但是经过我们 30 分钟的抢救还是回天乏术，心跳还是一条直线，始终回不到窦性心率。旁边的工友虽忍着伤痛，但还算理性，因为知道 20 米高度，掉下来的时候也已经快断气了，心里还是有承受能力，只是对我们说："医

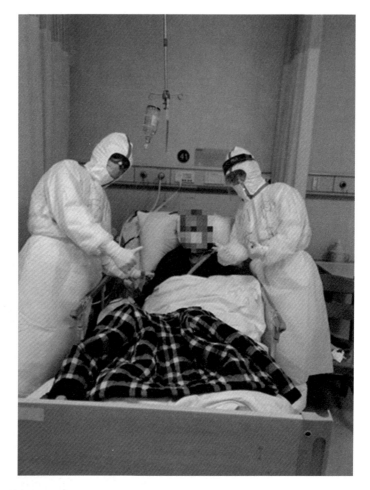

生你们尽量抢救到他儿子来吧！"没等5分钟，他儿子急匆匆赶过来，一看见躺在推车上冰冷的沾满血的爸爸的尸体，忍不住号啕大哭："爸爸，爸爸……"

　　站在一边的我，虽然见了太多的生离死别，但看见今天的一幕，还是有点触动，眼眶里泪珠打转。愿生者坚强，死者安息。穷苦的人为了生活，干着连命都不要的活……

　　生命是一场有去无回的旅行，大家能够握紧的就别放了，能够拥抱的就别拉扯。好好活着！

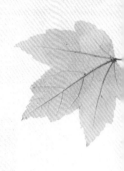

我在这头，你在那头

——似水年华（写给朋友）

你在未曾走过的道路上消失了

在天空中回望着我

就像我追寻你的脚步一样略带浓浓的忧伤

你那灼灼发光的青春

惆怅了我的视线

你脸上滑落的眼泪

是我心灵的碎滴

我把它们一点一滴地整合在那里

折射出你忧郁的笑容

你远去的身影是我一生看不见的画卷

点点滴滴斑斓杂乱印在我的脑海之中

在黑夜里我遥望窗棂

在黑暗里我追寻幸福追寻你已逝的倩影

谁知落在窗棂上的都是你⋯⋯

天堂的你安好！

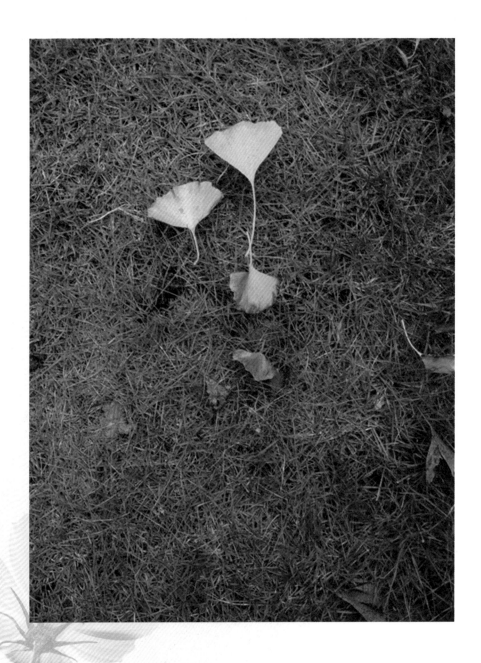

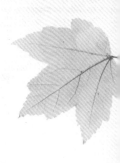

稻草人

稻草人的由来：

三国时候，诸葛亮施用巧计，演出了一幕"草船借箭"的喜剧。就在这天早晨，大雾渐渐散去，有一位在长江里放划钩的渔翁，正巧捕鱼到此，钩绳摇动，铜铃响亮，传来有鱼上钩的信号。渔翁急忙收钩，手头感到沉重，心想：定是一条大鱼。渔翁喜出望外做好了捕大鱼的准备，浮标渐渐收近，大雾也已散尽，渔翁定睛一看：不想浮标铃上挂到一个漂浮的死人。渔翁感到晦气，欢喜劲荡然无存，硬着头皮收到船边，再仔细一看，不是死人，是一个十分精致的草人，头戴皮盔，身穿皮甲，如同真人一般，真是逗人喜爱。渔翁把草人提到船舱里，发现草人身上还钉着二十只狼牙箭。渔翁将草人收好，十分珍惜地藏进小船暗舱里。

今天早上，抢救室送来一个老大爷，来的时候面色青紫，没有了呼吸，但旁边跟了一个特殊的人——我们肝胆外科应主任。应老师简单地向我介绍了事情的发生经过及现场救治情况。原来是在早餐店，老爷爷在吃馒头时，不小心食物噎住了气道，突发呼吸骤停，面色青紫，幸好坐在他对面吃早餐的是我们医院的医生，马上用海姆立克法施救，最后把患者送到我们医院急诊进行救治。科里值夜班的护士正在吃早

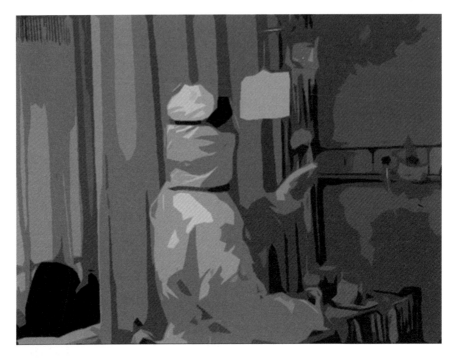

饭，这时立即放下早饭，进行抢救。经过我们医务人员的共同救治，总算救回一条命，送入 ICU 进一步治疗。

稻草人是用稻草扎成的一个草人，插在庄稼地里，用来驱赶食稻子的麻雀。它虽然不能动，也不能说话，但是心肠很好，一心想帮助那些受苦受难的人。

在现实生活中总有这么一群人，就像稻草人一样，一心想帮助那些受苦受难的人，救人于水深火热之中。一种默默无闻，而无私奉献，平平凡凡，却又不平凡的人！他们是值得尊敬，值得敬仰的人。但愿我们世间多一些像稻草人这样的好心人，人人都献出一点爱，世界将变成美好的人间！

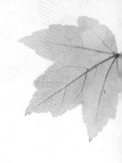

十里春风
不及那一抹绿意

题记：故事是再现曾经的记忆，旅行是追寻记忆中的故事，也许甜蜜才是故事最好的结局，那么急诊就是旅途的目的地。

医院里，最忙最苦最累要算急诊科了，那里到处是熙熙攘攘的人群及喧杂的声音。

在急诊科随处可见武侠小说中的刀光剑影，又可见生命中的可歌可泣以及言情小说中的爱恨情仇。

前几天的一个下午，急诊科的门前传来一阵急促的警笛声，120紧急送来一名危重患者：25岁，男性，高处坠落，呼吸微弱，头面部大面积出血，左耳部撕裂，左大腿畸形。

抢救室的护士见患者病情危重，一边马上呼喊急诊外科医生，一边马上熟练地进行生命体征的监护，开通静脉通道，常规抽好血常规、血气分析、血交叉等。

患者病情这么危重，又没家属，我们急诊医护人员就马上启动绿

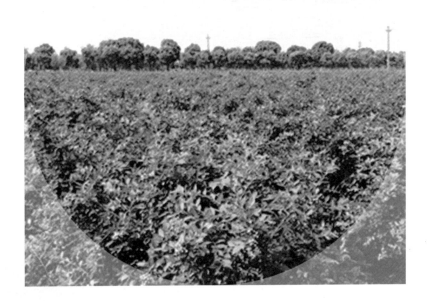

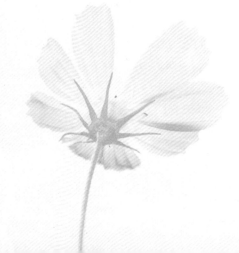

色通道。血压 60/48mmHg，心率 50 次 / 分，呼吸 30 次 / 分，后枕部头皮撕脱，大面积出血，左耳撕裂。马上用大量棉垫加压包扎，两路输液，止血，配血，输血，床边 X 线、超声。超声结果腹腔无内出血，X 线显示骨盆骨折，左股骨干骨折。

10 分钟后，患者血流动力学稳定后，在医护人员陪同下，去 CT 室进行头胸腹部 CT 扫描。因没有家属在，CT 室急诊医护人员及放射科医生亲自把患者抬到 CT 床上，进行 CT 扫描。陪护的护士不顾辐射，还自告奋勇地穿好铅衣，陪在病人旁边。10 分钟后 CT 扫描结果显示：1.右额叶脑挫裂伤；2.右侧硬脑膜外血肿；3.枕骨骨折；4.蛛网膜下腔出血。

"马上请脑外科、骨科会诊。"我们外科医生一边喊一边跟护士及陪护人员一起把患者送到抢救室。

10 分钟后脑外科医生下来，看过病人后，简单地了解了一下病史，然后在电脑上看过 CT 图像后，建议马上行手术治疗。骨科医生也下来了，认为目前骨盆骨折稳定，打个外固定就行，股骨骨折也先骨牵引一下，认为抢救病人的生命为重，建议马上行头部手术治疗。

这时，闻讯赶过来的家属——一个白发苍苍的老人，跌跌跄跄跑进急诊室，一见躺在推车上的儿子，痛哭流涕，大声地哭喊："这是怎么了？王 XX，你醒醒啊……"然后转向我们："医生，救救我儿子，救救我儿子……"跪在地上不起来，求我们救救她的儿子。看着白发人送黑发人，我们真不忍直视。有时想想人是多么可悲，生命是如此脆弱。

我们对家属说："我们会竭尽全力抢救的！你放心……"顺便把家属扶起来。经过急诊医护人员的通力合作，待患者生命体征平稳后，我们嘱咐患者家属签好手术通知单，送入手术室进一步治疗……

不完美的小孩

　　她是一个小女孩，虽然待在急诊科的抢救室只有 3 个小时，但是她却令我印象深刻，因为她是个没有拇指的孩子，就是我们常常说的残疾人。

　　虽然她不完美，但是她的行为深深地打动了我。

　　夜晚的急诊抢救室像菜市场一样喧闹，到处充满着喧杂声，充满着哭闹声，甚至打骂声。

　　一会儿 120 救护车又送进来一个醉酒的病人，头部外伤流血，甚至浸湿头发，顺着发际流到上半身，甚至把上半身的衣服都浸湿了。人还在胡言乱语："酒干倘卖无，酒干倘卖无！"急诊室被歌声充斥着。

　　"怎么了？"我当班，只见患者胡言乱语，极度不配合。头部的血总要先止住吧！马上拿来纱布加压包扎，用网套一套就暂时结束了。人虽神志不清，但生命体征平稳，一切反射正常。先醒醒酒吧！随即叫护士纳洛酮 2mg 立刻静脉注射。然后总归要通知家属吧。护士总算东翻西翻，翻到一个皮夹，里面有信息，随即打电话叫来了家属，不过还带着一个穿着睡衣的小女孩，可能太着急没换衣服吧。这个小女孩特别显眼，因为大大的眼睛中散发着光芒。小女孩拉了拉爸爸的手："怎么又喝那么多啊！爸爸！"他的老婆在旁边也跟我们讲："他这

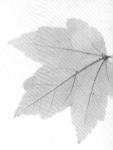

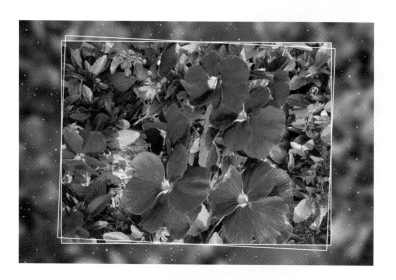

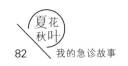

几天失业，工作没有了，特别郁闷！"

　　小女孩拿着妈妈给的毛巾，小心翼翼地帮爸爸擦着身上的血迹，小女孩少了一根指头，大拇指没有，所以动作也不是特别方便。然后她小心翼翼地对爸爸说："爸爸，以后不要喝那么多了！对身体不好！"

　　爸爸倒是在小女孩面前点了点头，好像药物起效了，有点清醒，然后小女孩在爸爸旁边唱起了歌。我们看到这一幕，都被小女孩的乖巧感动了！

　　造物主赐给我们一个光怪陆离的世界，却没有创造一种完美无憾的生灵。君子兰雍容华贵，但不那么香；茉莉香气袭人，却不怎么艳丽；玫瑰倒是色香气俱佳，可是浑身是刺。人没有绝对的完美，水没有绝对的纯净，鸟没有绝对的自由，我们不能要求每一事、每一物都完美无缺。

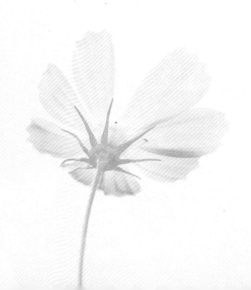

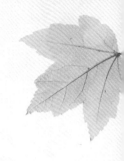

对错都是为了爱

当爱情发生的时候，就像《泰坦尼克号》的女主角，会做出好笨、好傻、错的事。只是，在爱当中无所谓对错，对错都是为了爱！

今天上急诊班，从外院转来一个吃多种药物中毒的年轻女性患者。家属说康泰克、厄贝沙坦等乱七八糟吃了很多。

入科时已经在抢救室洗好了胃，但是人就是神志不清，转到我们急诊 EICU（急诊重症病房）。给予血液灌流了一次后人总算清醒，但是情绪不稳，烦躁，老是叫同一个名字。一旁的父母暗自落泪……

她花样年纪就这样，心里必定有很多感触，护士已在旁边进行心理辅导。

她是个小三，只有二十几岁的年纪，插足别人家庭，喜欢上了一个 4 岁孩子的父亲。还说那男的多么好，带她去云南，带她去海南，带她去丽江，带她去好多的地方……

可是最后那个男的还是选择结束这段畸恋，她一时承受不了，为了她自己所谓的爱情，残害自己的身体想挽回。

我想，她不珍惜自己的同时，还在不停地为自己的幼稚寻找借口。你有没有想过在那个男人的那一头有一个女子正抱着一个 4 岁的孩子正在等他回家？你有没有想过你正在破坏一个人的家庭？也许这就是她所谓的"爱"吧……

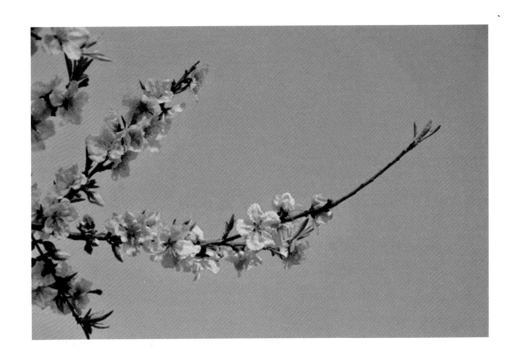

雪落无痕！在爱当中无所谓对错，对错都是为了爱，但不成熟的爱、畸形的爱，还是希望女孩清醒一点吧……

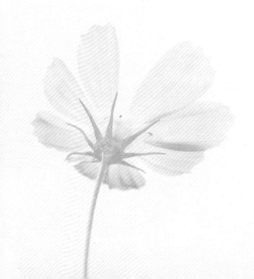

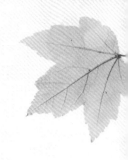

赖账

春去秋来老将至，朝看水东流，暮看赖账鬼！

急诊科中有各种各样的赖账，有迫不得已的，有生命垂危的，有的真没有办法。我们毕竟是医生，面对重危的定要救死扶伤，我们马上会开绿色通道，抢救患者生命为先。

还有一种是车祸病人，因为车子被交警扣了，有了付钱的主——一般车子都有保险，这些被撞的人就会把钱欠着，因为有人会买账。

但还是有一部分人应该是好人吧，他们会主动把钱先垫上付给医院。医院毕竟是救死扶伤的地方，可不是什么慈善机构。

可是还有一部分人那就是无赖，明明有钱就是不付。记得一次我看了一个醉酒打架的病人，喝酒后打牌被人打，一开始来的时候，我们检查完身体，问他就是不回答，装着睡在推车上。我们问他家属电话是多少，问他有没有钱，可是他就是不回答。然后我们说了一句"不是车祸不能开绿色通道"，那个人马上跳起来，大呼小叫地说："你们还是人吗？你们是医生吗？没钱就不救了吗？"然后从推车上跳下来，一屁股躺在地上耍起了无赖。面对这戏剧性的一幕，真是哑口无言。有的时候不是我们不治疗，患者生命体征平稳，根本没有必要抢救。再说医院不是慈善机构，我们也不可能如此亏损，其实这样下去对重危病人反而不好。

　　这样的事情在急诊科常常遇到，这是一个伦理问题，更是一个社会问题。急诊科是医院的窗口，急诊绿色通道是救治危重症患者最有效的机制。这已经成为全国各地医院急诊界的共识。所谓急诊绿色通道是指医院为急危重症患者提供快捷高效的服务系统。请大家珍惜有限的医疗资源！

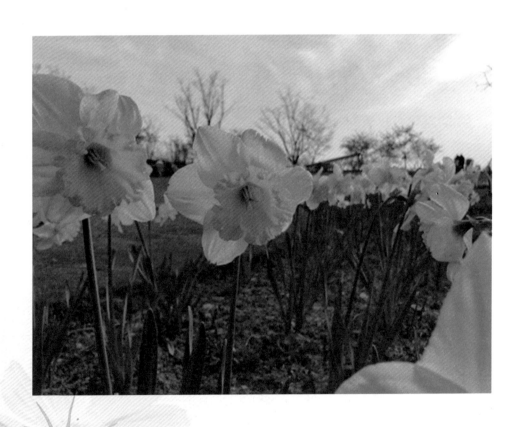

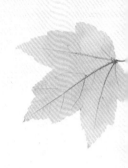

好好活着

　　曾经有一段日子很苦，那种涩涩的苦，现在想来，是源于自己内心的浮躁。昔日的同窗好友为了一个留校名额而暗度陈仓；班里排名倒数的同学却可以待在大城市里工作，只因为有一个当官的父亲……许许多多的不公平及那种痛彻心扉的失衡感，曾经充斥了我的整个生活。

　　曾经有一段日子很累，自以为跟上了生活的步伐，只顾急匆匆地向前走，可是待回过头来看一看的时候，才发觉手也空空，心也空空，于是便茫茫然不知所措。

　　直到有一天，一位病人的一句"好好活着"让我豁然开朗，感悟了很多。有一天中午，在急诊上班，来了一个车祸的病人。当时病人全身是血，因为头皮血供丰富，血浸透了上半身的衣服，双手双腿骨折，而一旁的妻子却是一个半盲。在边抢救的同时边询问病史，才知道两人的儿子在几年前也因车祸死了。面对旁边悲痛欲绝的妻子，她丈夫仅用一双虚弱的手抓住他的妻子说了一句"好好活着！"

　　"好好活着"，活着是一切的基础，但是既然活着，就不仅仅是在厄运面前不低头，也在于努力地去谱写更灿烂的人生。如鲁迅所言：使一个人的有限的生命，更加有效，也即等于延长了人的生命。我们每个人能来到这个世界上本身就是一种幸运，从最初的受精卵的形成

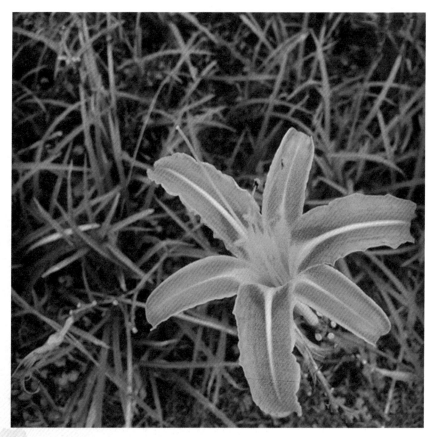

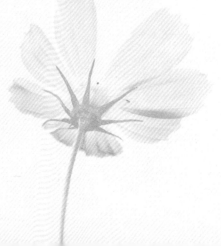

到一个小生命的呱呱落地，这中间只要有一丝丝的差错也许就不会有今天的你我，能平安地降临于这个世界是多么不容易啊！在人生的道路上，每个人总会碰到这样那样的挫折，但只要能活着就是一种幸福。或许有的人可以凭不择手段而辉煌一时，但却不能辉煌一世，因为"路遥知马力，日久见人心"，纸总是包不住火的。路总是要自己走的，因为你不可能一辈子生活在父母的卵翼之下啊！这样想来，那种痛彻心扉的失衡感，那种茫茫然不知所措感觉都烟消云散了。虽然这个世界上充斥着太多的假恶丑，但真善美却是我们永恒的追求。

好好活着，是的，一个人的力量渺小，不能改变整个世界，但我们可以用我们微薄的力量，从我们的身边事开始，以我们至诚的灵魂去爱我们的父母、我们的兄弟姐妹以及所有善良的人。我们不用刻意去追求辉煌和神圣，我们可以平凡而真实，平静而高尚，平淡而至诚。

每个人都是在亲人的笑声里来到这个世界，又是在亲人的哭声里离开这个世界。我们的生命并不单单属于我们自己，它还属于我们的亲人，我不知道前面提到的那位病人是否安好，但他一句"好好活着"却让我铭记于心。我所做的就是这些，就是让我这支拙劣的笔，写出我的心声，用一颗心去沟通另一颗心，用一双手去温暖另一双手，共享一份人生的丰盈和美丽。

我们不能预知明天，但我们可以把握今天；我们不要奢望来世，但我们可以珍惜现在。为了这世间诸多的责任和美丽，我们一定要好好活着。

生命不能承受之痛

题记：只因相欠，所以相见；只因有缘，所以相恋。共舞红尘，让时光不再寂寥；共守生命，任岁月慢慢变老……

这是一个悲惨的故事。今天急诊送来一个20多岁的男孩，在重点大学读书，而且长得英俊，1米8的身高，又高又帅。只可惜他已经不声不响地躺在心肺复苏室里，永远醒不过来。

这个男孩是大学放学横穿过马路时，不小心被汽车撞的，现场死亡。

家属匆匆地赶到复苏室。来的时候，我不小心问了一下："两位是爷爷奶奶，还是外公外婆？"家属瞪大眼睛看看我，不过也没有生气，可能不止我一个人认错吧。母亲一见到孩子直接扑过去了，父亲倒是回答："我们是孩子的父母！"我心里咯噔一下，真觉得不好意思！两人在孩子旁边大声地嘶喊，父亲一个大男人，直接用拳头敲打墙壁……他们在急诊室呼天喊地痛哭，令闻者揪心！

后来才得知，原来这两夫妻30多岁才结婚，结婚以后一直没有怀孕，一直在各家医院就诊不孕不育，最后在一家大型医院做了试管婴儿，这样折腾了10年，才有了这个儿子。一直以来全家虽没大富大贵，但儿子争气，年年优秀，老来得子，一家人也其乐融融。可是

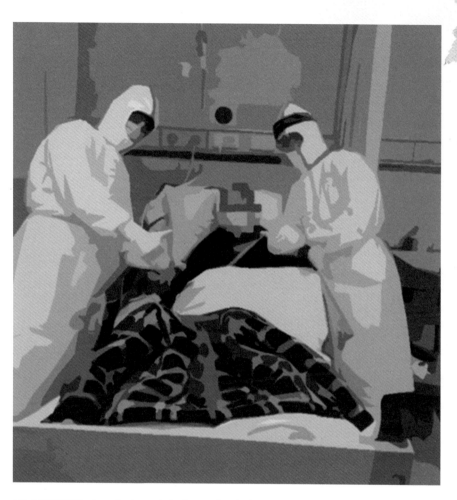

天有不测风云，人有旦夕祸福，悲剧总是在急诊室里上演。才有了白发人送黑发人这一幕！

　　生命是如此脆弱，让我们每个人不得不扼腕叹息。想到最近全世界频发的地震灾难，想到许多无法预料的天灾人祸，真的是很无奈呐。我们还活着，我们尚能健康地活着，这真的是一种难得的福气。只是，我们常常对这份幸福熟视无睹罢了。而只有健康地活着，只有在健康地活着的基础上，我们才可以有更多的追求。也只有能健康地活着，我们才可以考虑让自己的生命多一分存在的价值。

夏花
秋叶

寻水的鱼

题记：我是一条寻水的鱼，我漂浮在这寂寞城里，我忘记了自己，紧紧拥抱你给我的那片涟漪。

急诊，纷纷扰扰，有多少又爱又恨，我们都是寻水的鱼。

在急诊，有多少个夜晚彻夜难眠，有多少手术及惊心动魄在急诊上演，有多少不回家的夜晚及节假日奋战在一线上。这里是病人离死亡最近的地方，其实也是我们离死亡最近的地方。

她是一个柔柔弱弱的女孩，长得眉目清秀，是我们科一个医生，刚规培完分在我们急诊。她说她喜欢急诊的惊心动魄，救人成功时快乐感。

我说："你没有上过急诊夜班，你不懂，夜班是个煎熬，太累，而且纠纷又多，还时不时病人不理解，医闹一下。可能你还年轻吧，对我一个过来人来讲，急诊毕竟有太多的风险，有太多的不容易。"

她高傲地说："老师你不懂，昨天我碰到一个两夫妻吵架的，女的在自己打工的地方，直接把自己的脖子给割了。当时把现场的老板娘吓得半死，慌忙之中打了120、110，然后120救护人员把患者送进我们急诊科。"

她说，看见我们老师尽力抢救，不顾鲜血染身，开通静脉通道，

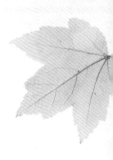

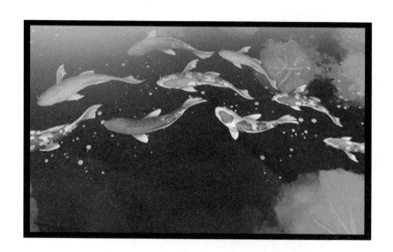

加压包扎、输液止血，等那一刻，急诊在她心中深深地扎根了！

她说，我们都是一条寻水的鱼，为了心中的一份执着，一份对生命的爱，一份对生命的坚持，痛并快乐着！痛和快乐从来都是形影不离的一对。痛点缀着快乐，快乐充满着痛。

她说的不是没有道理，只是在现实生活中，往往很沉重。其实，痛与快乐就像大自然安排的昼夜，没了昼的光明就无所谓夜的黑暗，没有了夜的宁静就没有了昼的喧嚣，所以我们生活在忧伤与快乐中，痛并快乐着。

高处坠落
不一样的结局

三米，不算高但也不算低，但却恰恰给予一个人、一个家庭不一样的结局。同样是三米，一个平安无事，一个却长眠不醒。一个家庭有着大难不死必有后福的感叹，一个却是失去至亲的深深的悲痛。

今天送来两个病人，都是从三米高处坠落，来的时候，两个都没有家属陪同。因为都是做工时掉下来的。一个是帮人装修房子，一个是工地上做工。来的时候，一个平安无事，一个长眠不醒。一个在坠落的时候，老天爷帮了他一下，碰到隔壁的树枝，给他缓冲了一下，掉下来时，刚好掉在草坪上。而另一个却是垂直掉落，自由落体，后脑着地，当即死亡。没有言语，没有关于一切的交代。

虽然经过我们竭尽全力的心肺复苏，但是还是斗不过阎王爷，经过 1 小时的抢救，最终还是宣告死亡。

患者死后 30 分钟，家属急匆匆地赶到，一个见死者是悲痛欲绝，一个见到伤者平安无事，喜极而泣。

不一样的结局，不一样的命运，不一样的人生，生命在创造奇迹的同时，又在制造着悲剧。

在急诊看了太多的生离死别，又觉得人生无常，没有人能知道自

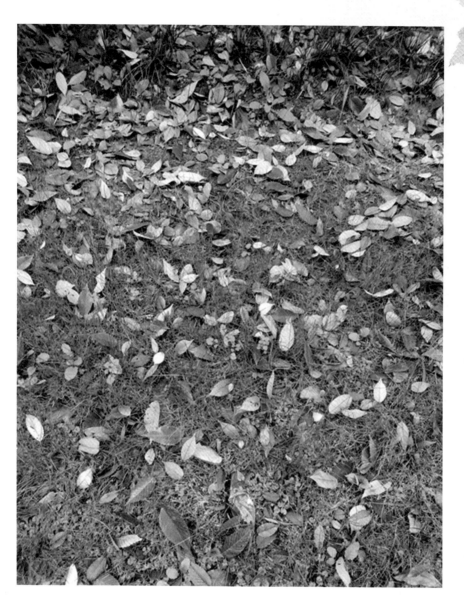

己的生命还可走多远。因此，一定要好好地珍惜生命。而珍惜生命就要珍惜现在。现在这一刻，是我们拥有的全部。要善待他人，也要善待自己，还要努力奉献关爱，要对得住这个留你生命的世界，要因自己活着，使人间更加美好。

摩天轮的思念

题记：一起坐摩天轮的恋人最终会以分手告终，但当摩天轮达到最高点时，如果与恋人亲吻，就会永远走下去。

A 女与 B 男是一对情侣，而且还是大学同学。一年前的一个星期天，他们相约去我们当地最大的游乐场玩耍。

游乐场里面最大的是摩天轮。传说摩天轮的每个盒子里都装满了幸福，我们仰望摩天轮的时候，就是在仰望幸福。幸福有多高，摩天轮就有多高，当我们渴望得到幸福但幸福又迟迟没有到来的时候，试着坐上摩天轮等待它慢慢升高，直到最顶端，俯视所看到的一切。其实我们所要的幸福很简单，从那里往下看人都很渺小。我相信，世界虽大，但总有属于我们的简单幸福。所以，当我们感到不幸福的时候，试着去坐摩天轮，等待着所谓的幸福高度。他们说，眺望摩天轮的人都是在眺望幸福。

A 女与 B 男坐上摩天轮，在天空中转了两圈，然后下摩天轮时，A 女突发呼吸心搏骤停。当时 B 男一时惊吓，拼命地摇晃，平时也没学过什么急救技术，不知道怎么施行急救，但周边的有个群众倒是镇静，马上拨打 120。景区的服务人员毕竟经过岗前培训，用笨拙的心肺复苏术进行急救，周边也没配备 AED（自动体外除颤仪）。等救护

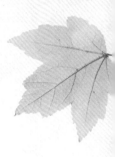

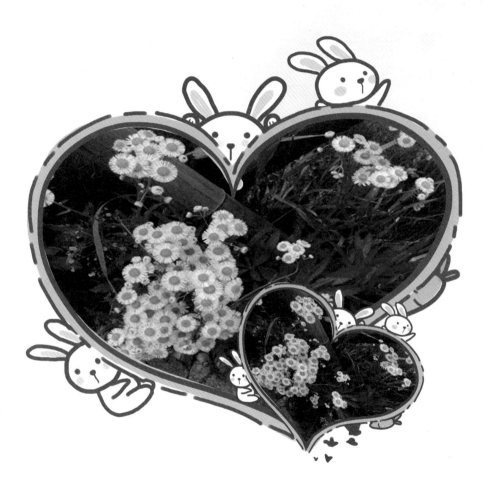

人员及救护车赶到，差不多10分钟了（据景区工作人员说），然后来到我们医院，继续心肺复苏，肾上腺素静推等。但A女始终没有反应，心电图一直呈一条直线。经过30分钟急救，最后还是宣告死亡。

据B男介绍，A女平常身体比较好，也没有先天性疾病，但意外却在下摩天轮时发生了。

近年来，大家听到过不少明星突然辞世的消息，马季、谢晋、高秀敏、侯耀文、古月、陈逸飞……他们都是因为心脏疾病导致猝死。这些悲剧的发生，不仅给家人和公众带来了措手不及的伤痛，同时也给大家敲响了警钟。

学会正确急救及急救知识普及，及大型游乐场所AED（自动体外除颤仪）放置至关重要。摩天轮在制造爱情喜剧的同时，也在制造爱情的悲剧。

据说，他每年这个时候，只身一人，在摩天轮下找一个没有人注意的角落，看着摩天轮一次又一次地轮回。是啊，摩天轮带着他对她的思念，一次一次地轮回。今天的一个等待，只为换取千年后的一个轮回。

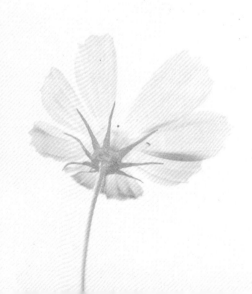

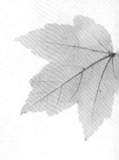

意外

　　人有时候真的很脆弱，脆弱得不堪一击，就像阳光中的七彩水泡，手指一碰就没有了。

　　他，中年男性，40岁出头，家里有一个读高中的儿子和一个读初中的女儿。妻子在一个小型工厂上班。他顶天立地，虽然出身农村，但凭一双勤劳的手支撑着一个家。

　　在农村，凭着他肯干，肯努力，不喝酒，不抽烟，生活也算过得去，村里也算小富。

　　可是有时命运总跟好人过不去，他平常在厂里上班，业余休息日子去村里的砖厂打打零工。

　　年底快到了。过年最开心的是什么？一家人其乐融融地在一起，其次有一定的物质享受。一定的物质基础是什么？那就是钱。厂里的钱是按时发的，可是在那个个人承包的砖厂，因为平常打零工，一般年底才发一次。

　　可是将近年底，老板一点发钱的响动也没有。他等得心焦，叫了一个工友，直接去跟老板讨钱。

　　天下老板之多，老板也各有其人。话说可能老板也有老板的难处，或者外边要零花钱的女人太多，或者实在是没钱，因为村里人称他"五毒俱全""吃喝嫖赌黄"。两个人没说几句，就吵了起来。吵了没几

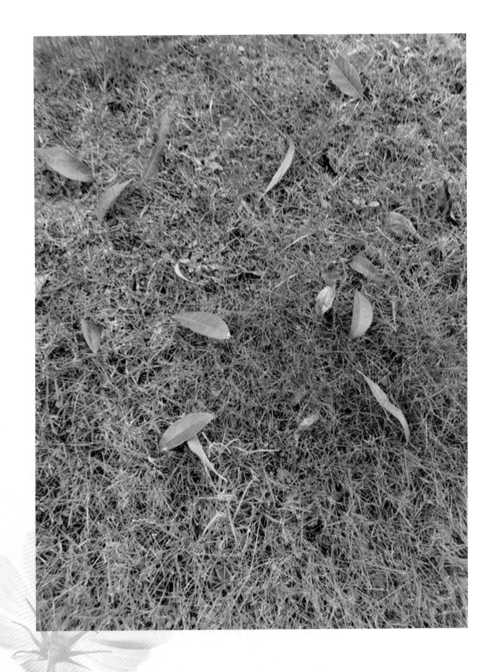

分钟，他突然倒在地上一声不响，把工友及老板吓得屁滚尿流，马上叫了120把患者送入本院急诊。

到医院，心电监护仪上全都是0一条直线。双瞳孔散打固定，对光反射无。马上进行心肺复苏，可是30分钟后还是一条直线，妻子闻讯赶到哭得死去活来。眼睁睁地看着，中午吃饭时活生生的一个人，一下子就没有了。

女儿和儿子在爸爸床头撕心裂肺地叫着："爸爸！爸爸……"可是爸爸已经回不来了。老板虽然见过大世面，但吵架吵死，还是生平第一次见，在急诊室焦急不安，没待一会儿，就被警察叔叔带走了。

猝死，让人猝不及防，而且是吵架吵死的。人生最稀奇的两件事就是生命的开始和生命的结束。每一个人都不知道自己是怎样来到这个世界，又是怎样离开这个世界的。

想想眼前活人却突然变死人，真是造物弄人。

意外，不该是这样的，但是人类有无数的意外重复上演，这又是为了什么，难道人性如此吗？不，我相信这些会改变的。

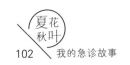

谢谢你从未放弃

记得早先少年时

大家诚诚恳恳

说一句是一句

清早上火车站

长街黑暗无行人

卖豆浆的小店冒着热气

从前的日色变得慢

车，马，邮件都慢

一生只够爱一个人

——《从前慢》

今天急诊来了一个老妇人及一个没有双腿，坐在轮椅上的中年男子。男子一副痛苦的样子，用手指指了一下自己的小腹，只见小腹微隆。做了多年急诊医生的我，马上领会了他的意思，当即在脑海中做出一个诊断：急性尿潴留。

旁边的母亲验证了我的诊断："他又小便解不出了，医生你能不能给插一下导尿管？""可以。"我说。一般男病人都是男医生导尿的，今天旁边刚好有一个男的规培医生，在急诊也已经待了两个月，

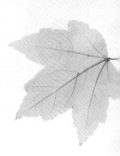

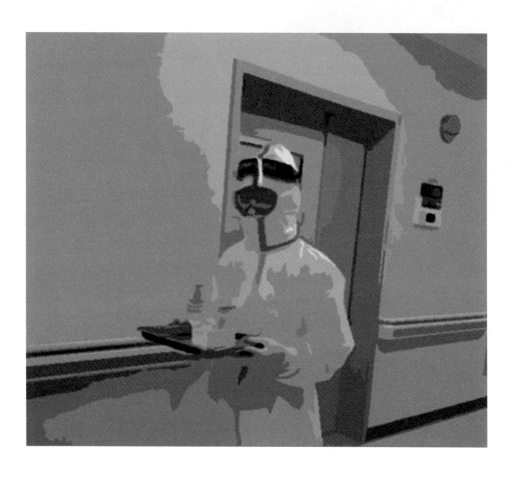

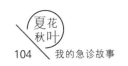

该让他处理一下急诊病人，学习一下导尿术。我对规培生说："小李，你去拿一个 18 号导尿包来！"

规培生有活干，有东西学，还是比较高兴的。他兴致勃勃地去拿导尿包。"我在旁边看着，你插吧。"我对规培生讲，并向患者及家属做好解释工作，"医学是一门不断学习、不断实践的学科，要成为一名优秀的医生，要付出体力、精力及脑力！希望家属能配合我们。"家属倒是深明大义。"你们插吧，没事！"

在家属的配合下，我们娴熟地做好了导尿术，男子痛苦的神情也一下子舒缓开来。男子由于语言障碍，不好沟通。我问了一下旁边的白发苍苍的老人："为什么只有你一个人陪来啊？"

"这孩子命苦啊！年纪轻轻出了车祸，双腿没有了，而且头部外伤后，语言也不好了！第一年老婆还好，照顾，可是日子久了，跟着同村的一个男的跑了，好几年没回来了，留下一个八岁的孩子和他。我现在身体还好，等我年纪大了，不知道怎么办。我迟早一天要走的嘛！"老人一边说，一边在那布满皱纹的脸上擦拭眼泪。

那男子见母亲痛苦的样子，"咿咿啊啊"发着声音，虽然表达不清，但大伙都明白，叫母亲别哭了！

母亲也止住了哭声。幸福的人各有各的幸福，不幸的人各有各的不幸，家家有本难念的经。

最后，我安抚了一下老人，给她儿子配了点药，嘱咐了插着导尿管的注意事项，让他们按时来医院复诊及拔出。

老人用推车推着儿子，对我们说了一声"谢谢"，离开了……

母爱是一片阳光，即使在寒冷的冬天也能让人感受春天的温暖；母爱是一泓清泉，即使心灵被当月的尘沙蒙住，也能让你清澈澄净；母爱是一棵树，即使季节轮回也会固守家园，甘愿撑起一片绿荫。

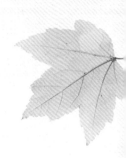

心痛的感觉

　　虽然我没有亲身经历，但我深深地感受到了医者仁心。一个 6 岁的小女孩溺水，经过医护人员尽力抢救，一度连心跳都出现了，大家都以为她有一丝存活的机会，最后却梦幻泡影，还是走了！她的父母用大爱忍痛捐出一肝两肾两眼角膜……

　　下面是我所遇到的一件真实的事：那天中午，天气真好，阳光普照，而且还是节假日。节假日里，城里都显得很热闹，农村、小镇里的人都出来到城里过节，而我们医院刚好在市中心，处于良好的地段、具备便利的交通。外面热闹，医院急诊也显得热闹。

　　"医生！快救救我们家小孩！"一个披头散发的老妇人抱着小孩跟跟跄跄地直冲进抢救室。我们马上把小孩送进复苏室。因为小孩已经没有心跳呼吸了，护士立刻实施心电监护、输液、推肾上腺素等等，心肺复苏足足 1 小时，其实指南提示心肺复苏半小时以上就可以停止抢救了，我们却始终没有放弃。因为孩子还小，才 6 个月，孩子他妈十月怀胎不容易，他奶奶养他不容易，白发人送黑发人不容易。

　　可是最后还是宣告死亡。他奶奶听到这个消息，直接就晕厥在急诊……

　　事情的缘由：这个孩子从小是奶奶养的，生活在奶奶及父母身边。就在今天中午，爸爸妈妈都上班去了。按照平常生活规律，他就跟奶

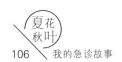

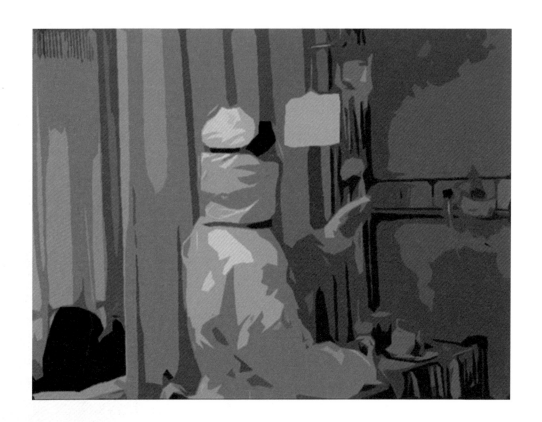

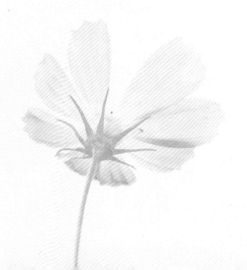

奶午睡，由于奶奶太累睡着了，不小心被子全都盖在孩子身上，遮住了孩子的脸。这么小的小孩，没有把被子顶起来的力气，活活地给闷死了。等到奶奶醒来，孩子已经没有呼吸了……

在急诊，我们随时随地都会有心痛的感觉，因为急诊每天总会有那么多的意外发生：小孩子不小心吃果冻噎死了；小孩子不小心吃花生米噎死了；留守儿童暑假带到父母身边，一家人终于可以团聚了，却在一次玩水嬉戏中溺水身亡了……

一个个生命，每时每刻都从我们身边擦肩而过。对于病人，我们急诊医生承受着巨大的压力，包括体力，包括心理。因为我们也是人，有血有肉有情感！

时间的沙漏沉淀着无法逃离的过往，记忆的双手总是拾起那些明媚的忧伤。每当面对一个一个生命的消失，我们彷徨过，我们心痛过，流过泪，习惯于在伤心的时候哭泣。很多的时候感觉自己真的很不坚强，却总不愿意承认自己的脆弱。记得一个朋友对我说过这么一段话：小时候爸爸告诉我要坚强，可是长大了我依旧没有学会坚强。当时我一直在笑，现在才明白有些事情真的很像。

黑夜的沉默勾起了我的追思，也许是孤单的等待成就了无奈的习惯。花开花逝，谁的手心捧起了那暗淡的月光，洒下点点落红，将我引进了无边的思绪……

都是醉鬼惹的祸

今天，写个关于院前急救医生的故事。

院前急救医生这个工作很苦很累，他们是抢救生命的前线，他们为了自己的信念，为了对社会的一份责任、对生命的一份坚持，驻守在一线。在此向院前急救医生致敬。

昨天凌晨3点钟时，来了两个特殊的病人：一个是满脸是血的院前急救医生，一个是走路神魂颠倒醉酒的酒鬼。只见院前急救医生20来岁的样子，一副痛苦的模样。挂在鼻梁上的镜架已经散落，左眼角流血，眼镜的碎镜片直戳在眼睛上，整个眼睛肿胀，已经看不见里面眼球了。

"马上叫眼科会诊！"见急救医生病情危重，我一边说，一边拿清创包，做了一下简单的清创止血处理。抢救室的护士马上有条不紊地做着心电监护。

10分钟左右，眼科医生从值班室下来了，仔细地看了一下病人，初步诊断左眼受伤较重，可能要进一步检查及手术治疗，必须马上住院。

问了一下受伤原因：院前急救医生出车去接醉酒打架的病人，没想到在救护车上，醉鬼冷不防的一拳，刚好打在急救医生的眼镜上，眼镜碎了，碎玻璃片直戳左眼……

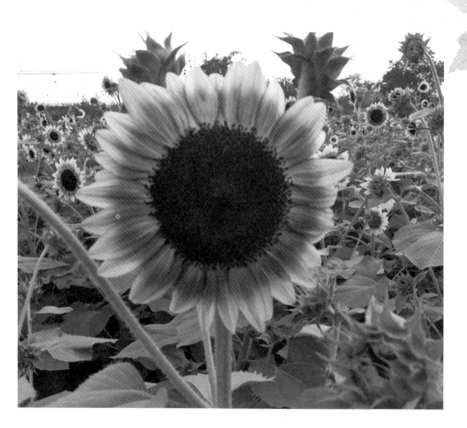

　　"这眼保得住保不住现在还不知道，要检查以后再说……"眼科医生惋惜地说。

　　我们处理好院前急救医生，办好住院手续并把急救医生送入眼科，而对于在急诊室还在发疯的醉酒鬼，虽然我们心里讨厌这个伤害我们同事的酒鬼，但我们还是拿出我们医者风范，对他做了必要的处理。

　　当我们处理完两个病人后，天也已经亮了。想想忙碌的一夜，我累得直接瘫倒在椅子上；想想自己的同疗无缘无故被打，还可能要瞎一只眼。20岁人生才刚刚起步，20岁美好青春正向他招手，以后要面对眼睛看不见的生活，想想都觉得可怕；想想急诊医生的艰辛，为了病人舍小家为大家，24小时轮番轮转！

　　最后千言万语化作一句话：希望病人多些理解，少些抱怨！

小李飞刀

"夜班之神，赐予我力量，保佑我今天夜班平安！"我在心里还在念叨着，没想到急诊又来了一个刀砍伤。病人胸上、背上多处刀砍伤口，导致失血性休克。我们给予抗休克治疗后，马上送入手术室进行清创。我的两个夜班就被这连续两起刀砍伤给毁了，两夜未眠。"这是倒着什么霉运呀，下了班，肯定要去拜拜菩萨。"

话说，如今社会正如火如荼地争创和谐社会、文明社会，可是就有意外情况发生。一件是房东高高兴兴地去讨房租，可是最终房租没讨到，性命却差点丢了。可能在讨房租的过程中发生了口角，那个租房客年轻好胜，听不得半句坏话，马上拿刀把那房东给剁了，弄得旁边的房客害怕得马上报警。也因为及时报警才不至于房东把性命丢了，只是受了一些皮肉之苦。

另一件是一帮黑社会成员因抢地盘厮杀，双方打得头破血流，混混们手脚筋都被砍断了，血肉模糊。但黑社会就是黑社会，牛！有钱！马上来了一个"会计"一样的年轻人，背着一大包钱来买单。"你们尽量抢救，钱不是问题！"钱随便花，黑社会就是"大气，豪爽"！这话说钱哪来的，我们当医生的赚钱怎么这么辛苦，看样子要转行当黑社会了！可是问题是每天要过担惊受怕的日子，而且手脚、身体每个部位都可能不保。算了！还是当我的医生吧！

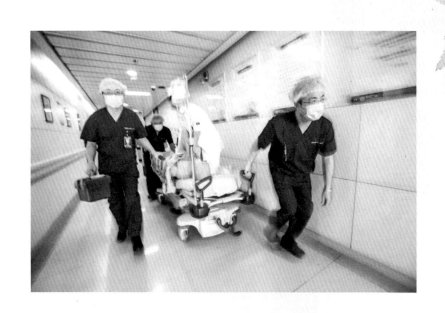

　　两起肇事者都是十八九岁的人，年轻冲动。话说冲动是魔鬼，就体现在这里。这种年纪本应当是读书的最好年纪，却过早步入社会，过早学会了打打杀杀。因家庭、社会等因素，还有交的所谓朋友，才导致他们今天的悲剧。香港电视剧中的刀砍伤剧情历历在目，他们却在现实社会中过早模仿。

　　从主观上看，砍人的目的是什么？如果仅仅是教训一下，那就是故意伤害；如果是想把他杀死，那就是故意杀人。社会造就了一批人，同时也毁了一批人。希望我以后值班的日子，刀砍伤的病人少一点，社会治安好点，实现真正的和谐与文明。

时间煮雨

题记：时间一瞬，煮雨一刻，时间的点滴，萦绕着无限的思绪

风吹雨成花

时间追不上白马

你年少掌心的梦话

依然紧握着吗

云翻涌成夏

眼泪被岁月蒸发

……

——《时间煮雨》

今天，凌晨 5 点钟的时候，急诊送来了一个年轻的猝死患者，年龄仅有 28 岁。送来的时候，心跳呼吸已经停止一个多小时，120 急救医生送到后，马上把患者送入复苏室里面进行急救。我们望着年轻的人，触摸着冰冷的尸体。其实已经死亡，因家属强烈要求，我们还是给他做了心肺复苏。但是，毕竟心跳呼吸骤停时间已经太长，无论我们怎么用力按压，患者还是死死地睡着，监护仪上始终不会出现你想要的一点点颤动。半个小时心肺复苏过后，我们按照程序向患者家属宣告了死亡。就这样，一个年轻的生命在我们眼前变成

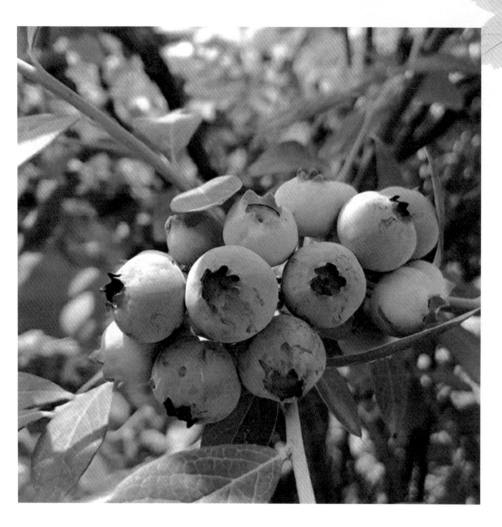

冰冷的尸体。

　　事后问了一下事情的缘由：昨晚，他跟女朋友睡着。凌晨时，女朋友想上厕所，起床时发现躺在身边的男朋友已经叹气样呼吸，一时慌乱不知怎么办，过一会儿才打电话呼叫120。这样送到医院，用了一个多小时。具体到底怎么回事，情况也不是很清楚。等我们宣告死亡的时候，女孩子哭得死去活来，因为毕竟没有结婚，还是男女朋友关系，以后在心里肯定要落下阴影，而且目前还要面对男朋友妈妈的

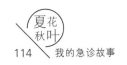
质疑。女孩子除了哭，还是哭。在复苏室门口，她跪着哭得死去活来。可是人性都是自私的，最后将要成为婆婆的老人还是报了警等公安来判定死亡原因。

因为她无法相信一个健健康康的儿子，在她眼前就这么消失了。她无法相信，昨天还好好的，正谈论准备要结婚的他，却一下子没了。她无法承受躺在推车上冰冷的尸体，无法承受白发人送黑发人，就在急诊复苏室门口哭天喊地，从推车上哭着掉到地上，在地下哭着打滚。旁边的家属一次一次把她给拉起来，抱起来。可是她一次一次从推车上哭着掉下去。急诊室被哭天喊地的声音充斥着，让人揪心……

可是复苏室外的年轻女子，除了哭，还是哭。我想，以后对她也许也有很深的阴影吧，她将怎样去面对突然死去的男朋友的家人？她怎么去面对将要成为婆婆的人已经把她给告了？甚至不知怎么样去面对一个克夫的罪名。从早上6点钟宣告死亡开始到下午3点，复苏室外的哭声，不管我们怎么劝说，一直都没有间断过。随着时间的流逝，男孩的父母亲都不想承认，已经失去了唯一的儿子。时间虽然可以冲淡一切，但是它不能冲淡刻骨铭心的恨及刻骨铭心的爱。

时间煮雨，年少议程过去，终有离别，终有聚合，改变的不是别人，而是自己！最后想说的是：死去的人走好！活着的人，活得轻松！希望时间能冲淡一切，希望在急诊室能少看到一些白发人送黑发人的惨剧！希望大家一切都好！

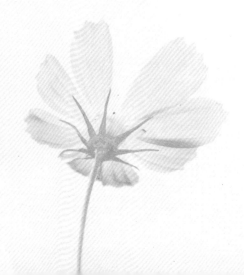

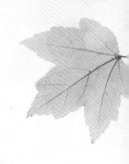

那些你很冒险的梦

今天，急诊 120 送来一个喝农药中毒的青年男性，年龄只有 20 来岁。他足足喝了一瓶农药，来的时候意识已经没有了。只见他那白发苍苍的母亲，边哭边拿着敌敌畏的农药瓶给医生看，可以帮助医生确定治疗方案。

抢救的护士马上启动急救程序，上心电监护，洗胃等。内科医生也马上给予解毒输液治疗。经过 30 分钟左右的急救，情况稍好转后，患者被送入 ICU（重症监护病房）进一步治疗。

事情经过：男孩与女孩是高中及大学同学，足足相恋三年，在国内的时候，两人好到了谈婚论嫁的地步。但女孩是个学霸，最后两年要去国外交流学习。男孩起初有点不舍，又有点害怕她到时候"飞走"了，但为了女孩的前程，最终还是同意女孩去澳大利亚深造。

时间可以使爱更深，也可以使爱渐渐被遗忘。第一年还好，在微信、QQ 上还有互动，可是第二年，信息也渐渐减少。男孩也试着打听，但毕竟太远，再说女孩过几个月还是会来一两条短信问候一下，这样断断续续也联系一年。

可是第三年，男孩收到的却是一封分手的邮件及一张结婚照。女

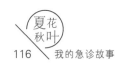

孩嫁给当地的一个老外，男孩一时受不了，才有了以上一幕。

在我年少的印象里，男孩子劈腿比较多，再说古人云：男儿有泪不轻弹。一般男孩都比较坚强，比较理性。男孩用情这么深，是我当急诊医生以来第一次看见。我既为男孩感动，也为男孩感到惋惜，感动他的用情至深，惋惜他的自虐。天下何处无芳草！希望男孩在 ICU 能挺过来，好好活着！

当两颗心开始震动，当你瞳孔学会闪躲，当爱慢慢被遮住只剩下黑，距离像影子被拉拖。当爱的故事剩听说，我找不到你单纯的面孔。当生命每分每秒都为你转动，心多执着就加倍心痛！那些你很冒险的梦，我陪你去疯。折纸飞机，碰到雨天终究会坠落。太残忍的话我直说，因为爱很重！

——《那些你很冒险的梦》

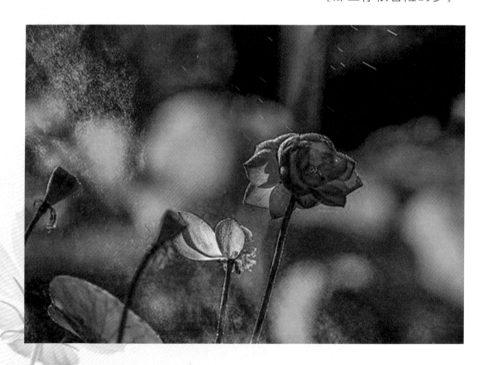

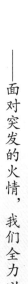

急诊战狼

——面对突发的火情，我们全力以赴

去年的正月初二，过年的气息还没有过去。由于每年都是轮番，值班，也已经体会不到过年感觉了。

由于过年，病人明显比平常少了，抢救室要是没有抢救病人，一切都显得好安静。"丁零零……"电话铃声响起，"某福利院发生火灾，有好几个烧伤病人要过来，你们先准备一下。"总值班说着。我电话刚放下，马上嘱护士拉抢救铃，去准备推车。

不到5分钟，"呜啊呜啊——"的声音由远及近，救护车到了。我们马上出去迎。第一个下来的是一个全身赤裸的老奶奶，"医生我冻死了，我手疼死了！"老人家颤抖地说着。

我们马上把她推进抢救室，随后救护车上的急救医生一下来就对我们讲："有好几个烧伤的，具体多少不清楚，现在福利院正冒着浓烟，伤员正在抢救呢！"说完马上又跃上车，又去抢救另外的病人……

夏花
秋叶

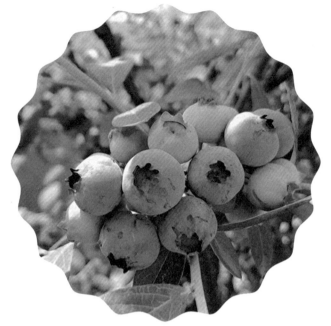

　　马上做好检伤分类。推车上挂上 1 号牌子，上心电监护、输林格氏液等，"血压正常，心率正常，烧伤面积不大，但大腿不能动，马上要拍片！""医生我冻死了，我就脚上手上烧伤，我腿以前就不会动。"老人着急地诉说着病情。

　　总值班某某主任马上联系病房，命令尽一切能力开通绿色通道，尽量抢救。由于抢救室就我一个人，随后救护车又来了 5 个病人，虽然病情不重，但这些人年纪都比较大，基础疾病又多：高血压、糖尿病，有的还是长期卧床的病人。推车上挂着的牌子也越来越多 1、2、3……我马上又通知了病房的医生。听见抢救铃声，病房值班的医生都来了，护理部主任也来了。一会儿医生比病人还多，病人一个个被分管的医生都处理好了，住院的住院、输液的输液。就这样，一个个病人在我们的眼皮下消失了。

　　急诊科就是这样，匆匆地你来了，正如你匆匆地走了。面对突发的火情，我们全力以赴！

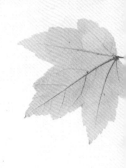

时间有泪

今天的后半夜，难得那么宁静，睡意愈浓的我正想睡，护士站的电话铃声响起："刘医生，有抢救病人！"我马上起身去外科诊室……

这是一个悲惨的故事。一个二十几岁的女人，没有固定的工作，在酒吧做驻唱。虽然她算不上漂亮，但还有几分姿色。在酒吧里驻唱，干了三年，也受到酒吧老板的赏识，老板平常也挺照顾她。

灯红酒绿的地方总是有诱惑的存在。一次唱歌后，她陪一个客户喝酒。客户酒性发作，发酒疯。可能发生言语的不合，直接把酒瓶砸在她头面部，当时鲜血直流，就有了如上一幕……

她在老板陪同下来到了急诊，哭哭啼啼地说着："医生，我是靠脸吃饭的，你给我弄好一点，不要让我毁容。"我一看，只见头部还好，只是一点擦伤，而右边面部有一个两厘米长的伤口，深倒是不深，但是毕竟是脸上，再怎么缝合，总是有印记。

现在的女孩子，都怎么了？这么直接说自己是靠脸吃饭的！回想她刚刚说的话，我心中真是感慨万千……

我仔仔细细地用美容的方法给她做了清创缝合，毕竟人家是靠脸吃饭的嘛！缝合后，我突然觉得我这靠手艺吃饭总比靠脸吃饭强点，至少不会受伤。在缝合的过程中，她哭哭啼啼地道出了她的伤心事：

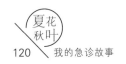

高中毕业辍学，来到我们这里。赚来的钱帮两个弟弟上学，农村的思想还是重男轻女。而相处三年的男朋友见她在酒吧工作赚的钱越来越少，不堪重负，也离开了她。

> 人的一生充满各种磨难
> 最相信我自己面对的勇敢
> 得失随缘之间
> 让一切变得简单
> 人的一生总会有些两难
> 感恩一切的心不太远
> 懂得放手之后
> 成全别人
> 别人的圆满

——《人的一生》

其实每个人的一生都充满了传奇，每个人都是一本故事书。在故事里也许你是配角或者主角，故事里有你有我也有他。

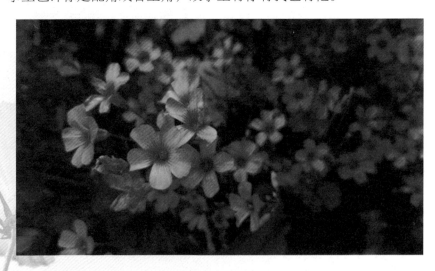

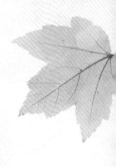

让子弹飞

  《让子弹飞》讲述了北洋年间，南部中国，一场惊天动地的火车劫案之后，号令山林的绿林悍匪张牧之，遭遇行走江湖的通天大骗老汤，两人从生死宿敌变成莫逆之交。然而真正的决战才刚刚开始，南国一霸黄四郎虎视眈眈镇守鹅城，一场场情杀命案连环上演，华南三王各自为政，鹅城双艳粉墨登场，乱世枭雄的混战一触即发……

  爱枪才是真男人！哪个男人心中没有一摞关于枪的梦？

  然而在急诊却上演了一场可怕的梦！

  然而，今天在夜班交接班时，急诊室冲进来三个小混混，红头，绿头，灰头。一个手臂枪伤，一个小腿枪伤，一个大腿枪伤，伤口都在流血，但三个年轻人都一副无所谓的样子。后面跟着一群警察"叔叔"，叫他们三个老实一点。

  "医生！快！"抢救室外一阵狮吼，我带着一个规培生冲到急诊室，急诊室里闹哄哄的，第一眼就看到如上这一幕。

  平生第一次看见枪伤——好像是被土枪打伤的，简单地处理了一下伤口，检查了一下神经功能。还好，感觉功能都正常，边检查，边包扎，边嘱咐他们挂号，建议行 X 线检查，以便查看骨折情况。

  红头、绿头、灰头这三个人在急诊室有警察管着，倒是安安静静，配合我们医生的检查。这帮十七八岁的年轻人，为了他们所谓的江湖

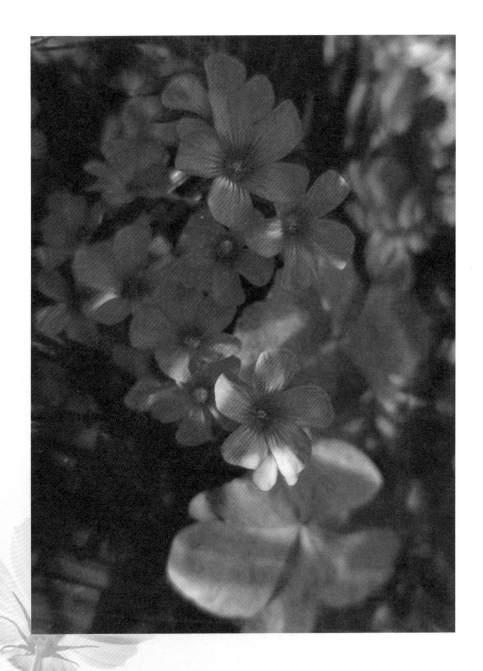

义气，让子弹随便在身上飞。

电影中是在一个小镇上为了一个地盘，人物在夜间相约谈判，由于谈不拢，才有了如上一幕，子弹飞！

《让子弹飞》开始的时候，是一群土匪要劫车，恣意江湖，斗志昂扬，结尾却是物是人非。仇虽然已经报了，但人死无法复生；目标虽然实现了，但是理想却依然遥不可及；弟兄们都走了，此刻却只剩铁轨、青山、夕阳和背影。

子弹随处可飞，朋友们要小心在身上飞！

周羽的火车

　　周羽，女，26 岁，小小的个子，但是处事干净利落，是一所大学附属医院的急诊科医生。为了"充电"，她来回奔波某地，坐高铁，一星期一到两次，很累，别人看着很傻，但是自觉很充实。她始终相信一句话"有得必有失"。

　　一次乘坐高铁，她正坐在 10 号车厢中打电脑查文献，突然列车上开始播放乘务员的求救信息，12 车厢一个老人晕厥，急需一名医务人员。周医生听到广播后，马上起身跑到 12 号车厢。

　　只见车厢内拥堵着好多人，叽叽喳喳地说着怎么处置。周医生虽是个小个子，人比较瘦小，但是还是挤入人群，并大声喊叫："我是急诊医生！"拥挤的人群一下子就闪开了。

　　她来到老妇人身边，只见老妇人 80 岁左右，苍白的头发写满了岁月的沧桑。她马上把老妇人扶起来让她躺在平坦的地上。这时老妇人有了反应，微微地睁开双眼。她查了一下颈动脉搏动，存在，呼吸也存在，只是比较微弱。拿出手机，开了手电筒模式，双眼对光反射存在。见老妇人基本上平稳，她马上叫乘务员把患者扶起来，并嘱旁边人倒一杯温开水，让老妇人喝了一小口，老妇人慢慢地好了点。她又问了一下老妇人旁边的亲人，问老妇人以前有没有基础疾病。旁边的亲人倒是快，除了表达感谢之情外，说老妇人原先有高血压、心脏病史外，没有其他基础疾病。

　　周医生听完患者家属的口述，嘱患者家属下火车后最好带老妇人去当地医院好好检查一下。这时火车上响起了热烈的掌声……

　　这感人的画面被乘务员拍下来，传到了网上，周医生一下子也成了网红，受到医院的表扬并被评为"最美医生！"

　　其实医生是个神圣的职业，特别是急诊医生，他们穿梭在有急诊的每个场所，用他们的爱心捍卫着生命！

　　风雨不变的坚持是难得的，那些点点滴滴的岁月，能将一切绚丽的虚华都对比得毫无色彩。他们用自己的行动在一步步实现自己的价值。强大的责任感和伟大的奉献精神让这些平凡的医生变得不平凡，把自己生命的宝贵时光献给自己最挚爱的医学事业。周医生对医学事业的热爱和她的奉献精神诠释了"最美医生"的一切。

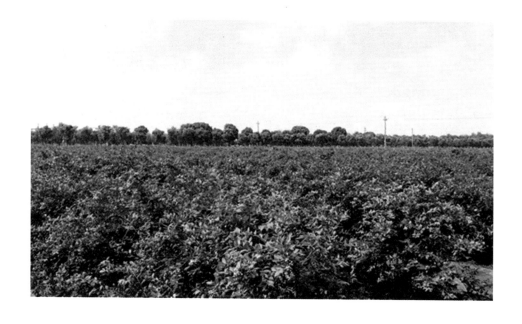

我　我
的　的
钱　钱

　　"我的钱！我的钱！"一个耄耋老人在急诊走廊上疯喊着……

　　前天中午，急诊来了一个无右手臂的聋哑老人，由于车祸致左腿部外伤，来急诊外科治疗。当时她左腿红肿疼痛，表面皮肤擦伤，在流血，走路一瘸一拐的，行动很不方便，被旁边的肇事司机扶着，脸上一副痛苦的表情。

　　肇事司机陪着他挂了一个急诊，来急诊外科就诊。当时急诊外科人山人海，好几起车祸伤。急诊医生应接不暇，忙得连喝水的机会都没有。病人是里三层外三层，围得水泄不通，医生身上穿着的白大褂也被汗水浸湿了。

　　这个老爷爷刚好挤在中间。看着他年纪比较大，而且小腿还在流血，我就建议他走上来，先给他看，并嘱咐他先去拍个 X 线片。可是老人看完病，拍完 X 光，裤兜里的两千元钱却不翼而飞了，也不知道在医院里哪个环节被人偷了。老人一时心急，却由于聋哑只能发出咿咿呀呀的声音，痛哭流涕，双脚直跺，也不管腿疼不疼了，甚至去撞墙，大声哭喊着："叫我怎么办呢！"周围的人急忙把老人拦住，同时也骂小偷不是人，还有好心人给老人一些钱，能帮一点是一点，但是老人家还是没收。

　　原来老人是个菜农，刚从蔬菜批发市场那里卖完货回家，当时衣

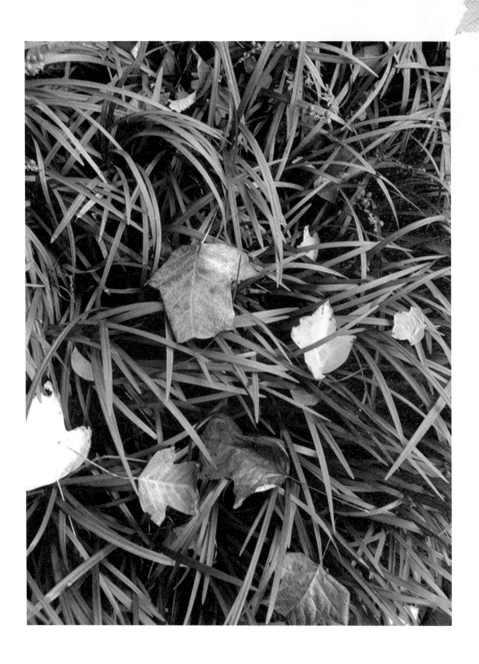

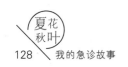

服口袋里总共藏着卖完货及自带的共两千元左右的钱，准备给老婆买一台洗衣机。由于发生车祸，左腿撞伤，左足部红肿疼痛，所以在肇事司机陪同下马上来急诊就诊，当时也没注意。

医院是公共场所，急诊室是病人就诊的地方，理应是安全的。可是老人看完病，拍完 X 线片身上裤兜里的两千元钱却不翼而飞，所以才出现如上这一幕，周边的人报警的报警，赞助的赞助，甚至骂那小偷这辈子不得好死！

钱虽不是万能的，但是没有钱却是万万不能的。两千元钱，对工薪阶层来说是半个月的工资，对富豪来说不值一提，但对一个菜农来说却是辛苦钱，是几个月的血汗钱，甚至有的人想不明白为之轻生。

社会需要良知，人更需要良知！

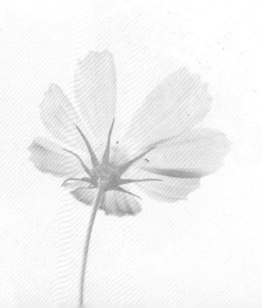

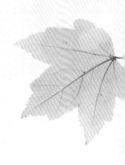

爱笑的眼睛

今天讲的故事，是关于急诊室的美女小护士。

她是新来的急诊美小护，大大的水汪汪的眼睛，散发着光芒。1.65米的个头儿，婀娜多姿，给急诊带来一缕微光。

她不仅长得漂亮，也很温柔，百灵鸟般的声音，时刻在急诊室响起。急诊的医生护士都很喜欢她。

她工作不仅认真努力，态度也很好，理论加技术都很成熟。她刚毕业就分到我们急诊，对新生事物充满着好奇，对急诊在心中有种满满的兴奋感，做着少女的美梦。

但是一天晚上值夜班，彻底改变了她的美梦。

急诊来了一个高热惊厥的孩子，孩子四肢抽搐着。父母匆匆忙忙地跑进抢救室，年轻父母缺乏基本医学知识，根本不知怎么去处理，在抢救室大喊大叫："医生！医生！快来呀！"把孩子放到了抢救床上。

孩子还小，4个月左右，父母很是着急。刚好碰到美小护当班，美小护马上就去叫小儿科医生来抢救，自己有条不紊地进行生命监测。在忙的儿科医生一听到美小护的声音及家属的哭声，马上放下门诊病历卡，跟正看病的儿科急诊病人做了简单的解释，急匆匆地赶到抢救室。抢救室里美小护已经量好了温度，孩子体温高达41度。儿科医

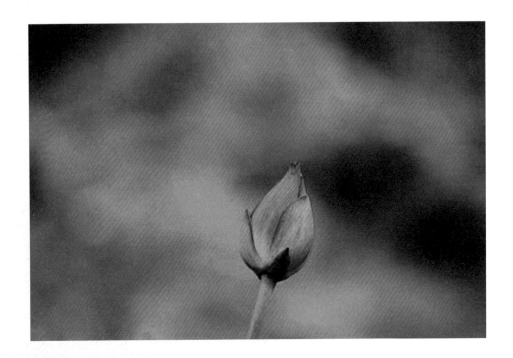

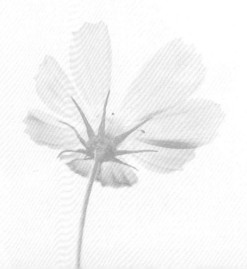

生马上叫美小护进行水合氯醛灌肠、降温等处理。

美小护毕竟刚毕业，这方面经验还是不足，但还是有条不紊地进行着，沉着冷静。最后经过降温处理，体温总算降下来了，小孩子也停止了抽搐。但是小孩还要接受抽血输液等治疗。这么小的小孩，开通静脉主要还是通过打头皮针进行输液。而打头皮针对刚毕业的美小护来说有点困难，要求高了一点。因为有的小孩静脉明显好打点，有的静脉不明显不好打。刚好这个小孩是后者，头皮的静脉看不见，头皮针不好打，但美小护还是凭经验，胆战心惊地戳了一针，可惜没有回血。美小护一个劲地解释，这个小孩针难打，血管难找。她刚要戳第二针时，小孩的父亲冷不丁给美小护一记重重的耳光。

正在打针的美小护被突如其来的一记耳光当场就吓蒙了，大声地哭起来，左脸上留下深深的五个手指印。小孩的父亲恶狠狠地说："你当我家孩子是试验品啊！"

瞬间，抢救室的其他家属和正在抢救的护士拉开患者家属并保护美小护，叫来保安并报了警。其他家属都指责男的不是，火气不要这么大，那个男的却还是火冒三丈，一副吃人相，咄咄逼人！

过了 60 分钟后，警察姗姗来迟，了解事情的缘由，把肇事家属带走了……

在急诊，医务人员安慰着美小护，美小护水汪汪的眼睛哭得通红通红。毕竟都是爹娘生的，她脸上五个手指印，让人看着心疼！

医学是一门经验医学，更是一门实践医学，在急诊更需要冷静的头脑及快速反应的本领。在急诊就诊的家属都很急，不仅是家属，还包括我们医务人员，都希望以最好的治疗方法减少患者的病痛。最后希望家属能多份理解与信任。别让爱笑的眼睛，变成爱哭的眼睛！

别让心碎成一条直线

最近的急诊科故事很火，因为它贴近现实，触动人心。每个人的心都是脆弱的，不管是医生还是病人！

今天讲的故事，有点心痛，有点心酸，是关于一个 3 岁左右小女孩的故事。

那是一天中午，小女孩一家正在家里吃中饭。这是每个人都需要的，民以食为天嘛！小女孩也一样，吃完饭像往常一样，母亲就放她独自一个人去家外面玩了。平常也是这样，可是毕竟小女孩还小，才只有 3 岁。据父母述说：因为地太滑，还是因为什么的，小孩子不小心滑倒，含在嘴里的米饭没有咽下去，却堵住了气道，突发异物阻塞呼吸道。恰好被家属发现，马上把她送入医院，但送入医院时，已经呼吸心跳停止。

时间已经足足过去了 20 分钟。而家属在运送途中也没有做过任何急救措施。为什么？因为不懂，因为不会！

有时人最可悲的事就是眼睁睁看着最亲近的人离你而去，而你却无能为力。

到医院时，心电图已经呈一条直线，护士马上进行心电监护，呼叫小儿科医生，同时给予心肺复苏，胸外心脏按压，肾上腺素、甲泼尼龙静推，当时气管插管时见气管内大量的米饭在气道里。护士用吸引器吸出口腔米饭，并实施用冰块冰敷头部等一系列的措施。

　　20分钟后，小女孩心跳恢复140次/分，在皮囊呼吸下氧饱和度99%~100%，患者出现了一点点生命迹象，见到心跳的那一刻。不仅是家属，还包括我们医务人员都露出幸福的微笑，可是救活的机会还是很渺茫……

　　当时我们的医务人员为了孩子的预后马上决定去专科医院进一步治疗，立即帮她联系了当地的妇女儿童医院进行下一步抢救治疗。

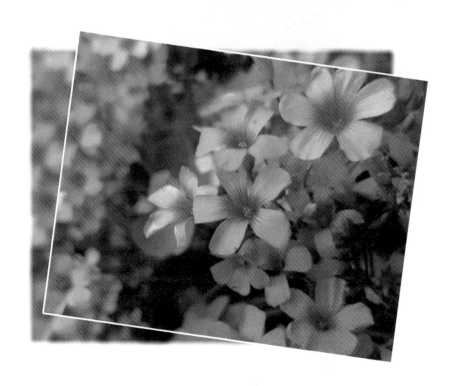

像风一样

我等的模样好不具象

用皮肤感受你的流向

你竟然能做到带走阳光

我一味地跟随过了量

像风一样

——《像风一样》

　　有太多的梦想，她不曾为谁而停留，她向往自由，她狂放不羁，不被任何人束缚。她只有方向，没有中心，她是像风一样的女人，她有些沧桑，有点忧伤，她有点调皮，有点浪漫……

　　她是一个刚分配到我们急诊科的医生，她的名字里有一个风，我们都叫她风。

　　我从来不觉得风给我的感觉是飘逸的。像风一样的女孩，我也不会想到用飘逸来形容。

　　这种人一般都比较大方、开朗，不爱与人计较。

　　她是一个急诊科的女医生。可是……

　　今天躺在急诊抢救床上的不是别人，而是急诊科的美女医生。在给她做心肺复苏的时候，大家都哭了！不管我们怎么按压，心电监护

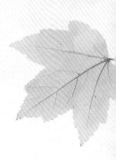

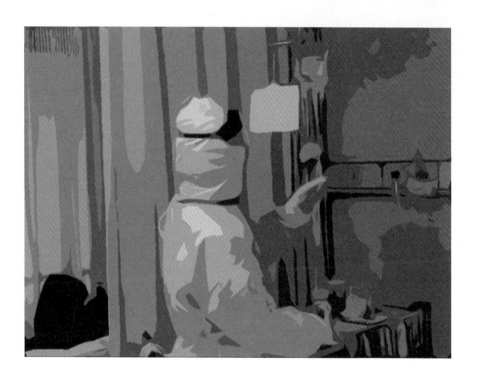

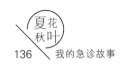

仪上始终是一条直线。她 26 岁，花一样的年龄，26 岁生命却在此时此刻止步。

她重点大学毕业，花一样的年纪，漂亮，美丽。可是事与愿违，她在值完夜班回家休息途中，为救一个横穿马路的孩子被汽车撞飞，当场毙命！

被救护车送入急诊科时，她头部大量流血，已经看不清脸上的表情。心电监护仪上全部都是 0。在看见同事的那一刻，大家都蒙了，都顾不上戴手套就进行心脏按压。几乎全院的医生都来抢救她！可是伤得太重，回天乏术！

她 25 岁毕业，在急诊工作了一年。一年以来她能帮的尽量帮大家，工作兢兢业业，在急诊的大家庭里幸福快乐！而且她做事干净利落，不拖泥带水，风一样的女子。

面对醉酒的，面对耍无赖的，她总是临危不惧，处理得井井有条。在工作之余她也不乏幽默风趣，我们经常一起 K 歌。

这么一个活泼可爱的女孩子，今天就躺在急诊抢救室里，这么一个女孩子今天就这样悄无声息地走了！等她妈赶到时，是白发人送黑发人的场面，当场晕过去。

男朋友见此当场痛哭跪地……

人最可悲的是救得了别人，却救不了自己！

风中的你——爱从来不懂得亏欠！在天堂的你安好！！！

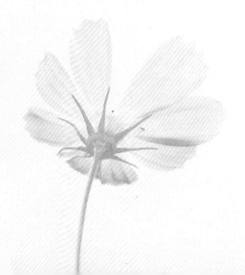

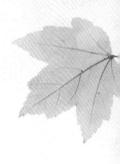

假如爱有天意，就不会让一面成为永恒。

假如爱有天意，你就不会透过窗口去痴痴地搜寻那拐角处熟悉的身影。

假如爱有天意，你那偌大的房间就不会因为缺少欢歌笑语而显得如此苍白无力。

怎么会让有情人痴痴两相望？故，许我一段时光，赠你一场秋意满怀的凉爽。

今天的故事有点悲惨，悲剧往往触动人心，令人深省……

今天躺在抢救床上的，不是普通人也算个特殊人物——穿着婚纱的新娘。新郎把新娘送到的时候，新娘已经奄奄一息了，全身是血，后枕部一个大大的伤口，鲜血直流。新郎的身上染满了鲜血，把新娘抱进了复苏室的床上。我们马上进行加压包扎伤口，同时进行心肺复苏，心电监护仪上只有微弱的电机械分离的图形……

心肺复苏进行了整整一个小时，但毕竟是严重创伤，最后只能宣告死亡，连做检查的希望都没有。新郎在复苏室门口听到我们宣告死亡的那一刻时，哭着用拳头直敲打着墙壁……

今天是结婚的日子，却也是新娘的祭日……

故事的开头是这样的：新娘与新郎是同村人，按照当地的风俗，

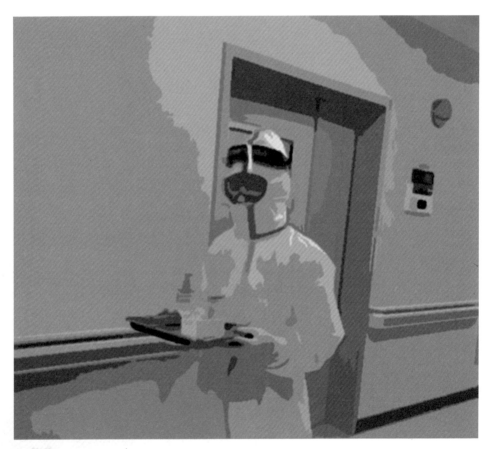

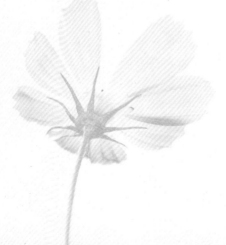

早上新娘与新郎是不能见面的。

可是也不知什么原因，新娘与新郎偷偷地见了一面。也正因为这一面，新郎在开摩托车送新娘回娘家的途中，发生了车祸。摩托车撞到了石头，新娘当场毙命，新郎刚好跳出，落在草地上，只是受了轻微的伤。这一面导致两人阴阳相隔，也因为这一面，喜事变成了丧事……

茫茫人海中，几世轮回，千言万语，浓缩成一个关切的眼神、一句简单的问候。千万万人中，遇到了那个该遇到的人，时间在无涯的荒野里，没有早一步，也没有晚一步，恰恰就在此时与你相遇。素锦的年华里，让忧伤的文字远离，用紫色温柔的长发做装饰，站在你必经的路口，静静地等你赴约。或者，只是一个美丽的意外，但，如果你愿意，我可以像现在这般美丽，静静地、静静地等你……

谁的寂寞覆我的华裳，谁的华裳覆我的肩膀，谁的肩膀伴我地久天长？

如果说爱情最伤人，不是她不爱你，或者你不爱他。而是望着，却不可以拥抱；想着，却不可以拥有。走着，却不可以同步；说着，却不可以对望。

人往往在失去了才会去珍惜。珍惜现在你所拥有的，好好活着！

玻璃鞋

又再想

情形原来多公平

谁人如能使我经常欢乐

也能使我哭

恋爱是

无形如童话精灵

无形而能使我心情起伏

反而感觉满足

我愿为爱作牺牲

耗尽了我的真

完成童话内戏份

现实纵使伤感

破碎公主的心

玻璃折射那幻觉

幻觉极迷人

王子

从来未遇到灰姑娘

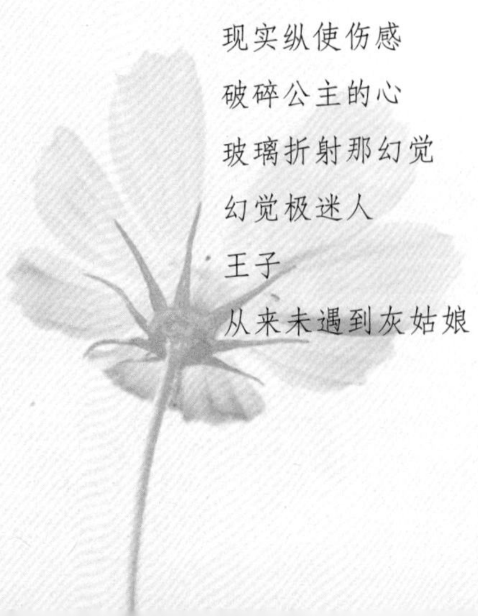

——《玻璃鞋》

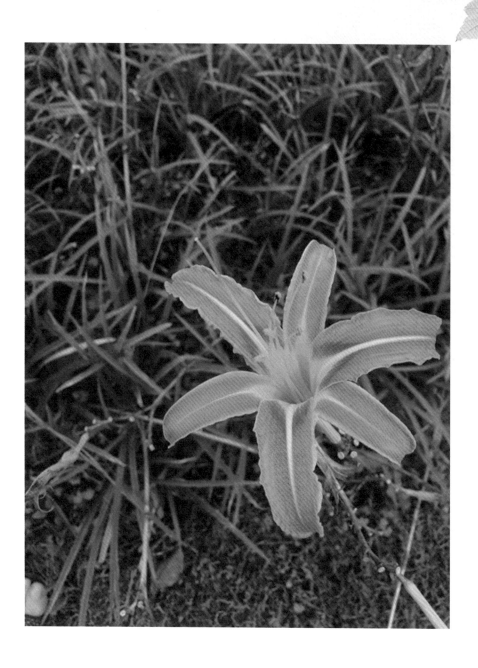

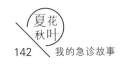

　　今天的故事有点滑稽，当灰姑娘穿上玻璃鞋嫁给王子的时候，不知是太过高兴还是迫不及待，最后却不是待在洞房，而是急诊科。

　　今天的急诊夜班，跟往常一样，还是热闹，特别是近期儿科急诊的流感风暴袭来，急诊科人山人海。热闹喧杂之余，难免心情乱糟糟。病人如此，连上班的医生也是。

　　病人实在太多，医生们都高度疲劳。"刘医生，又有抢救的病人！"护士在急诊科门口喊着。这年头，护士也是三头六臂，除了吆喝、量体温，还要打针输液。

　　我马上起身去抢救室，看见急诊抢救室里躺着一个穿着婚纱的女孩在胡言乱语："不要，没关系的，我还要喝……"旁边的男朋友吧？不！应该叫老公，此时正在细声安慰她，叫她不要吵。我平生看见醉酒的多了，生平第一次看见新娘醉酒，而且醉得这么厉害，还送到抢救室。我们联合她老公及护工把新娘放在抢救床上。然后按照惯例问一下病史。新娘此时是浑然不知，我就问了一下床边的伴娘，伴娘都摇摇头笑嘻嘻的。一个瘦小的伴娘回答说："新娘敬酒，宾客都叫新娘喝酒，新娘子太好说话了，既没有推掉也没有叫伴娘喝酒，一口一杯白酒，三杯下去就倒了，就变成这样了。"

　　听着听着就觉得好笑可爱，人生最不应该来的地方就是急诊！今晚只能待在急诊过新婚之夜了！

　　　假如存在幸福玻璃鞋

　　　假如神话上天肯安排

　　　期望给我只管看一眼

　　　只管穿一穿也愉快

　　　　　　　　　　　　　　　——《玻璃鞋》
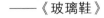

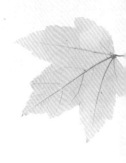

无问西东

谁的手总紧紧牵住我的手
不回头在人群沙漠中漂泊
你别用含着泪的眼睛看我
听蝉声沉落
请抬头今宵露重
是谁用带露的草叶医治我
愿共我顶风暴泥泞中跋涉
是谁说经过的路都是必需
磨难尽收获
山云做幕攀岩观火
请由我引吭高歌
面迎啊海上风
在世界之外
在时间之中
无问西东
无问西东
就奋身做个英雄

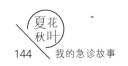

不枉那青春勇

愿心之自由共天地俊秀

有情有梦

——《无问西东》

世界很美好，世道很艰难——无问西东。

今天救护车送来一个鲜血淋淋的病人，颈部被割了深深的两刀，血肉模糊，可能刀太钝了，创口有点不规则。鲜红色的血直流，患者面色惨白，马上拉到抢救室，进行压迫止血、心电监护、二路输液，等等。

陪来的人是她的老板娘。老板娘心有余悸地述说着当时可怕的场面。患者是一个外来务工人员，在她的餐厅打工也有 4 年多的时间，平常打工也兢兢业业，但是她这个人一般只会做，很少说话，很少谈起她家人及朋友。出事的前几天也没见她有异常情况。她一个人在本地生活，老公在老家打工，虽然两地分居，但平常偶尔说说家常，夫妻关系听着还融洽，也没说老公怎么样不好，生活上有什么不如意。

一个人在餐厅打工也干了 4 年多，以洗碗等杂活为主要工作，很勤快。老板娘也敬她人比较老实肯干，工资奖金从不亏欠。

由于今天晚上的客人比较多，店里生意比较好，她一直在厨房帮忙。也不知什么原因，她走到厨房的角落，突然自己拿刀在颈部割两刀，当时鲜血直流，颈部血肉模糊。厨房干活的人当场吓得要死，大喊大叫，老板娘一听有叫喊声，马上进去看，只见她已经倒在一个角落。老板娘差点晕倒，在旁边冷静人的指导下，才打了 110、120 把她送到医院来，才有了如上的一幕。

我救这个女子的时候，只见她表情淡漠，面色苍白，一副视死如归的感觉。我真不知她哪来的勇气，下得了手。只见她静静地躺在床上，不言不语，睁着大大的眼睛，呆呆地望着天花板。血压一度跌到了

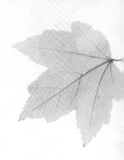

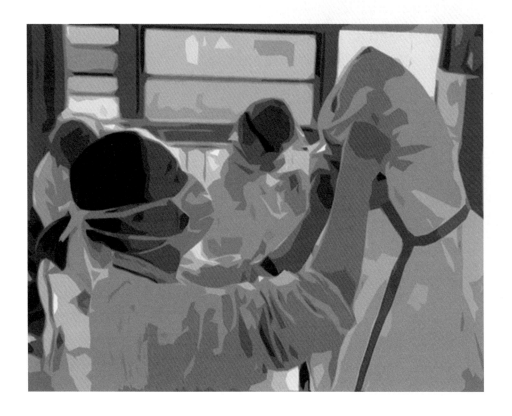

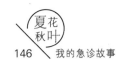

60/40mmHg。我马上用大纱布条压迫止血、二路输液、止血输血等治疗，并请普外科急会诊。患者血压经过抢救回升到 98/66mmHg，该女子面色也稍微好转点，但人还是那么淡漠，不爱搭理人。除了疾病的原因，似乎还有什么难言之隐。最后我也没深入追究。每个人的一生都充满着两难，每个人都会徘徊……

　　愿你在被打击时，记起你的珍贵，抵抗恶意。愿你在迷茫时，坚信你的珍贵。爱你所爱，行你所行，听从你心，无问西东。

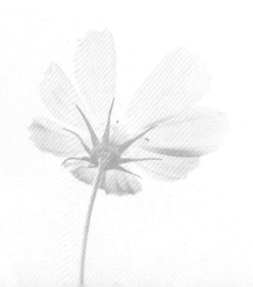